三三医书

医书

裘庆元 辑

诊法秘本五种

医学辑要

临症验舌法

察病指南

丹溪脉诀指掌

新刊诊脉三十二辨

中国中医药出版社

·北京·

图书在版编目（CIP）数据

诊法秘本五种/裘庆元辑.—北京：中国中医药出版社，2019.5（2021.2 重印）
（三三医书）
ISBN 978 - 7 - 5132 - 4455 - 8

Ⅰ.①诊… Ⅱ.①裘… Ⅲ.①诊法 Ⅳ.①R241

中国版本图书馆 CIP 数据核字（2017）第 236994 号

中国中医药出版社出版
北京经济技术开发区科创十三街 31 号院二区 8 号楼
邮政编码 100176
传真 010 - 64405721
三河市同力彩印有限公司印刷
各地新华书店经销

开本 880×1230 1/32 印张 9.5 字数 191 千字
2019 年 5 月第 1 版 2021 年 2 月第 2 次印刷
书号 ISBN 978 - 7 - 5132 - 4455 - 8

定价 49.00 元
网址 www.cptcm.com

社 长 热 线 010 - 64405720
购 书 热 线 010 - 89535836
维 权 打 假 010 - 64405753

微信服务号 zgzyycbs
微商城网址 https://kdt.im/LIdUGr
官 方 微 博 http://e.weibo.com/cptcm
天猫旗舰店网址 https://zgzyycbs.tmall.com

如有印装质量问题请与本社出版部联系（010 - 64405510）
版权专有 侵权必究

出版说明

近代著名医家裘庆元先生编辑的《三三医书》（又名《秘本医学丛书》），不仅保存了大量珍贵的中医孤本秘籍，而且所选书目多为家传秘本，疗效独特，简练实用，自1924年刊印以来，深受中医读者欢迎，对推动中医的发展起到了积极的作用。1998年中国中医药出版社组织有关专家、学者对此书重新进行了整理出版，使此书得以更广泛的传播，影响日增。

然而，美中不足的是，原著三大卷，洋洋近五百万字，卷帙浩繁，所收的99种书籍又都随意编排，没有分类，给读者阅读、研究带来极大不便。有鉴于此，我们又对原著重新进行了整理编排：

1. 根据原著所收99本书每本书的基本内容，按中医学科重新进行分类编排，分为《医经秘本四种》《伤寒秘本三种》《诊法秘本五种》《本草秘本三种》《方书秘本八种》《临证综合秘本五种》《温病秘本十四种》《内科秘本六种》《外伤科、皮科秘本九种》《妇科秘本三种》《儿科秘本二种》《咽喉口齿科秘本四种》《针灸、养生秘本三种》《医案秘本十五种》《医话医论秘本十五种》，共15册，改为大32开简装本，分别刊印，以满足更广大读者的需求。

2. 全书改为现代简体横排。每本书的整理仍以上海书店影印本为底本，以现存最早刻本、影印本或近期出版的铅印本为参校本。除系底本明显由刊刻、抄写等导致的错误，经核实确认后径改（不出注），以及因版式改动，某些方位词如"左""右"相应改为"上""下"外，目录根据套书内容做相应调整，其余基本忠实原著。原书刊印时为填补版面而增加的"补白""告白"之类也予以保留。

限于水平，加之时间仓促，整理编排难免有错漏，欢迎读者批评指正。挖掘整理出版优秀的中医古籍是我们的重要任务之一，我们将一如既往，继续努力，为传播、弘扬中医药文化、知识做出更大贡献。

中国中医药出版社

2018 年 3 月

内容提要

《三三医书·诊法秘本五种》包括《医学辑要》《临症验舌法》《察病指南》《丹溪脉诀指掌》《新刊脉诊三十二辨》等五本著作，主要论述中医望闻切的精奥。

《医学辑要》主要阐述了中医的望诊、闻诊，脉理、脉诀、诸脉法，以及方剂、医学要领和杂录。《临症验舌法》为舌诊专著，主要讲述了以验舌提纲挈领，辨别疾病之虚实、阴阳、所属脏腑、辨证用方、推测预后等内容。《察病指南》参考《内》《难》《甲乙经》及诸家方书脉书，结合作者经验，介绍了脉学理论、常见脉的体状和主病，以及诸病的生死脉法。《丹溪脉诀指掌》是本精详切用的脉学专著。《新刊脉诊三十二辨》中共辨述了浮、沉、迟、数、滑、涩六脉所统共二十九脉的阴阳所属及形象，十二经源流、经行之处与诊脉之法，以及脉中变化之奥。

五本著作论述中医诊法时，引经据典，结合作者多年经验，使其执简驭繁，明白易晓。

作者简介

裘庆元（1873—1948），浙江绍兴人，近代著名医家。16岁时进钱庄当学徒，因患肺病，遂发奋专攻中医学，并广收医籍秘本，造诣日深。后渐为人治病，每获良效，名声大振。

逢国内时局动荡，遇事远走东北，得识日本医界名士，获睹大量祖国珍本医籍，深慨祖国医籍散佚之多，乃有志于搜求。民国初年返绍，易名吉生，遂以医为业，以济世活人为己任。当时受外来文化影响，民族虚无主义思潮泛滥，中医药事业处于危急存亡之秋，先生毅然以复兴中医为己任，主持绍兴医药联合会，与何廉臣、曹炳章等创办《绍兴医药学报》，兼编《国医百家丛书》，并任绍郡医药研究社副社长。1929年废止中医事起，先生赴南京请愿，积极参加反对废止中医药的斗争。1923年迁居杭州，成立三三医社，出《三三医报》。先生深慨罕世之珍本秘籍，人多自秘，衡世之书，人难得见，叹曰："医书乃活人之书，何忍令其湮没，又何可令其秘而不传。"于是，或刊广告，或询社友，征救全国收藏之秘籍，得书千余种。乃精加选辑，于1924年刊《三三医书》，共3集，每集33种，每书各撰提要，使读者一览而知全书概况。

后先生又精选珍贵孤本90种，于1935年复与世界书局商定，刊行《珍本医书集成》第一集。其第二、三集编目虽已确定，但因抗战爆发，被迫中止。

医 三
书 三

诊法秘本五种

医 三
书 三 总目录

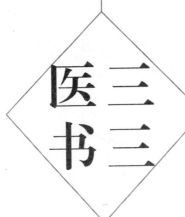

三三医书

医书

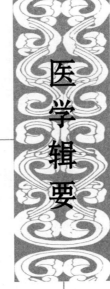

医学辑要

清·吴烺 撰

提要

　　《医学辑要》四卷，清山阴吴小珊编。吴氏博涉经史，旁通医学，虑脉理精奥，不易领会，爰采名论加以折衷，述为是书。卷一论神色、声气，盖望闻之法也。卷二、卷三详论脉理，则切法也。中有诸病宜忌脉，趺阳、少阴脉说，为他书所略。卷四为方祖、医学要领、杂录，亦系名言谠论，足资玩味。综观此书，简要明白，卷帙纵不繁多，脉要已尽于是。学者由斯以进，其于诊断一门思过半矣。

序

医学至广，其归不外望、闻、问、切而已。虽然，四字之用，世俗类能言；四字之功，宿学不能尽。经曰：上工望而知，中工问而知，下工脉而知。嗟乎！脉亦岂易易哉！不知有脉，何论望、闻？古之名医缓视晋侯疾在膏肓，医和视晋侯疾如蛊，扁鹊视病尽见五脏癥结，而诊脉特姑存其名。其兄治病，视神于未诊而除之，此真望而知之者也。苟非其人，姑思其次，切脉或庶几乎。夫切脉之难久矣。静气平心，调鼻息之呼吸，定脉至之迟数，而因察其为浮、为沉、为滑、为涩，紧缓虚实之辨，小大长短之分，芤伏洪软微弱动牢之殊途，促结代散疾细清浊之异候，或如弦如溜如革，或如毛如石如钩，乃周知其受病之所由。故脏腑经络，喻于不言；督带任冲，审于无象。此可望而知、闻而知、问而知乎？况儿科、妇科之棘手，恒数倍于常人者乎？今之以医鸣者，大都长于问者也。人言寒即以寒治之，人言热即以热治之。其于脉也，殆不啻如扁鹊之姑以诊为名也。取书一帙，顾病者上其手敛三指约略按之，态甚舒心甚暇也，仍与主人纵谈，或寒暄，或琐事异闻，不数语复顾病者下其手诊如前毕，不律一挥一纸飞下，则脉案药品具也。一揖而退，降趋而出。异哉，其聪明才智真什伯于古人欤！抑古人望而知之之言，专为今之名医者设欤！

先外祖小珊吴公，博涉经史，旁通医学，虑泛滥者罔知取材，简陋者囿于肤受也。著《辑要》四卷，精采名论，加以折衷。其论形质神色看证诸则，望而知之之法也，其论声气诸则，闻而知之之法也；唯于切脉犹详明而深究之，以是知公之不与世为浮沉也。脉候既审，乃可对证发药，故继之以方祖，以是知公之不以病为尝试也。综要领以畅其旨，缀杂录以博其趣，则又公之约而明、简而赅也。虽医学不尽于此，然果家有是编，以医行世者，固可备印证之资。即不业医者，亦不致迷于祈向。其有益于世岂浅鲜哉！梓州方汇枝分转曾刊于海陵，岁久漫漶，重校付梓，以广其传。不揣弇鄙，谨叙其缘起云。

咸丰四年岁在阏逢摄提格七月上浣外孙陈照谨撰

目录

医学辑要　卷一

山阴吴烽小珊氏编

绍兴裘庆元吉生校刊

医　学

望（谓观其气之盛衰，色之深浅也），闻（谓听其声之重轻，以徵气之强弱也），问（谓询其情之苦，欲病之相因也），脉（即诊脉也，谓诊其脉之阴阳合乎形色也）。

经曰：上工望而知之（有诸内必形诸外也），中工问而知之，下工脉而知之也（好问则裕，好谋而成者也）。

袁大宣先生云：病犹寇也，药犹兵也，医犹将也。用药以驱病，即用兵以逐寇，是在为将者运用何如耳。不必株守夫常格，拘滞乎成见。弃取不必随人，轻重总归自忖。用一药必获一药之效，而变通之以尽其致；立一方必合群药之力，而参互之以奏厥功。苟非药性娴熟而深究其微，又乌能变化随心哉（业患不能精，行成于思也)？

形质论 (张石顽先生)

肌之滑涩，征津液之盛衰也。

理之疏密，征营卫之弱强也。

肉之软坚，征胃气之虚实也。

筋之枯泽，征肝血之充馁也。

骨之大小，征肾气之勇怯也。

爪之刚柔，征胆液之淳清也。

指之肥瘦，征经气之荣枯也。

掌之厚薄，征气之丰歉也。

皮之寒热，征里之阴阳也（皮肤热甚，脉盛躁者，温病也。其脉盛而滑者，病且出也。皮肤寒，其脉小者，或泄而少气也)。

神色论

面色青黑黯惨，无论病之新久，终属阳气不振也。

黄色现于面目而不索泽者，病向愈之候也。

眼胞上下如烟煤者，寒痰也。

眼黑颊赤者，热痰也。

眼黑而行步艰难呻吟者，痰饮入骨也。

眼黑而面带土色，四肢痿痹，屈伸不便者，风痰也。

病人见黄色光泽者，为有胃气，不死也。

病人面色干黄者，为津液枯槁，多凶也。

目睛黄者，非疸即衄也。

目黄大烦，为病进也。

平人口鼻耳目黑气现者，危也。

赤色见于两颧，黑气现于神庭，乃大气入于心肾，暴亡之兆也。

声气论

病剧而声音清朗如常者，形病气不病也。

初病即气壅声浊者，邪干清道也。

病未久而语声不续者，其人中气本虚也。

言迟者风也，行迟者表强也。

多言者，火之用事也。

声如从室中言者，中气之湿也。

言而微，终日乃复言者，正气之夺也。

衣被不敛，言语善恶不避亲疏者，神明之乱也。

出言嫩怯，先重后轻者，内伤元气也。

出言壮厉，先轻后重者，外感客邪也。

攒眉呻吟者，头痛也。

噫（于介切）气以手抚心者，中脘痛也。

摇头以手扪腮者，齿颊痛也。

呻吟不能转身，坐而下一脚者，腰痛也。坐而伏者，短气也。呻吟不能行步者，腰脚痛也。

诊时吁气者，郁结也。

摇头言者，里痛也。护腹知怀卵者，心痛也。

形羸声哑者，劳瘵，咽中有肺花疮也。

暴哑者，此风痰伏火，或怒喊哀号所致也。

语言謇涩者，风痰也。

诊时独言独语，不知首尾者，思虑伤神也。

诊时呻者痛也，欠者无病也。

伤寒坏病，唇口有疮者，狐惑也。

平人无寒热，短气不足以息者，痰火也。

看证诀（程钟龄先生）

口鼻气粗，疾出疾入者，外感也（邪气有余）。

口鼻气微，徐出徐入者，内伤也（正气不足）。

发热而静默者，邪在表也。

发热而动躁者，邪在里也（里证有阴阳之异：喜向内睡者阴也，喜向外睡者阳也；喜仰面卧者多热也，喜覆身卧者多寒也，喜伸脚睡者为热，喜蜷脚睡者为寒也）。

病人衣被全覆，手脚不露者，身必恶寒也（非表证即直中证矣）。

病人扬手露脚者，身必恶热，邪入腑也。

衣被全覆，昏昏而睡者，真热假寒，阳极似阴也。

假渴烦躁，欲坐卧泥水中者，真寒假热，阴极似阳也。

阙庭光泽，伤于风也。阙庭暗晦，伤于寒也（黄色明润者吉，黑色枯槁者凶）。面色青黑者，为寒为直中阴证也。

面色紫赤者，为热为传经，里证也（若已发汗后，面赤色盛，此表邪出不彻也，当重表之）。

合面赤色者，乃阴盛格阳，是为戴阳之候也（宜急温之，以通阳气，不可误作热证治也）。

面色黄者，虽恶证尚可疗也（黄欲如罗裹雄黄，忌如黄土色）。赤白者次之（赤欲如帛裹朱，忌如赭色。白欲如鹅羽，忌如盐色也）。青黑者，凶多吉少矣（青欲如苍璧之泽，忌如蓝色；黑欲如重漆之光，忌地苍色）。五色须以明润为主，不宜枯槁。然五色精华尽现者，其寿亦不能久也。

鼻头（即明堂也）色青者，腹中痛也。色微黑者，痰饮也。色黄者，湿热也。色白者，气虚也。色赤者，肺热也。伤寒鼻孔干燥者，乃邪热在阳明肌肉之中，久之必衄血也。病人欲嚏而不能者，寒也。鼻塞流浊涕者，风热也。鼻塞流清涕者，风寒也。病人睡而鼾者（卧而有鼻息也），风温也。鼻孔干燥，黑如烟煤者，阳毒热甚也。鼻孔出冷气滑而黑者，阴毒冷极也。鼻孔煽张者，为肺气将绝也。产妇鼻起黑气，或鼻衄者，为胃败肺绝之危候也（古方用二味参苏饮加附子救之，多有得生者）。

唇干而焦者，邪在肌肉也。焦而红者，病易愈也。焦而黑者，为难治也。赤而肿者，肌肉热甚也。色青黑者，冷极也。上唇有疮，虫食其脏也（为之狐证）。下唇有疮，虫食其肛也（为之惑证）。病中若见唇卷、唇青、唇黑、唇颤者，皆死证也（频进参附，或百中一生也）。

口苦者，热也。口甜者，脾热也。口酸者，肝热也。口辛者，肺热也。口咸者，肾热也。口淡者，胃热也。口涩者，肝邪逆于肺也。口燥咽干而渴者，热邪传入肾经，真水不能上注于华池也（须急下之，以救肾家将涸之水）。口不燥，咽不干，频欲饮热汤者，肾气虚寒也（小便之色必白）。口渴尿赤者，邪入膀胱，湿热相聚也（自汗脉浮者，宜渗利之。无汗脉紧者，忌渗利也）。口噤难言者，或为痉病（头摇口噤，背反张者，太阳也。口噤胸满，卧不著席，脚挛急，大便闭结不通，必龂齿，胃腑之实热也），或为寒中（猝然口鼻气冷，手足厥冷，或腹痛下利清谷，或身体强硬，四肢战摇），或为痰迷心窍（六脉沉细，痰壅喉响），各不相等也。环口黧黑，口张气直，或如鱼口，或乍出不返，皆难治也。耳轮红润者，病易愈也。耳轮枯槁者，凶多吉少也。耳轮薄而白，薄而黑，薄而青，或焦如炭色者，皆为肾败，死期近也。耳聋及耳中痛者，乃邪在半表半里，属于少阳，和解之可已也。耳聋而兼舌卷唇青者，死证也。

目开欲见人者，阳证也（病而如常了然者，邪未传里也）。目赤目黄者，邪已入里也。目闭不欲见人者，阴证也。目昏暗不明者，邪热在内，消灼肾水也（肾水枯竭，故目不明，宜急用大承气汤下之。盖寒则目清，未有寒甚而目不见者也）。目瞑（翕目也）者，将衄血也。目睛黄者，湿热壅遏所致，将发黄疸也（黄有湿热、寒湿之别色如橘子柏皮，因火气而光彩，此名阳黄，湿热也。色暗而不明，或手足厥冷，脉沉细，此名阴黄，乃寒湿也）。目反上视，横目斜视，瞪目直视，及眼胞忽然陷下者，乃五脏绝也。杂病忽然双目不明者，此气虚而脱也（用人参膏生之）。脱阴目瞀者，此血脱也。邪热则下之，虚则补之，然此已危险之极也。

舌黑津润不破裂干燥者，直中寒证也。舌津液如常，邪在表而未传里也。舌苔白而滑者，邪在少阳，半表半里之证也。舌苔黄而干燥者，邪已入里也（胃热甚宜下之）。舌苔黑而有芒刺，破裂干枯者，邪热盛极也（肾水枯涸，至重之候，应急下之）。寒证舌黑者，本色也（温之即瘥）。热证反赤为黄，反黄为黑者，乃热极反兼水化，至危之候也。舌肿胀，或重舌，或木舌，或舌苔黄而生芒刺，皆热甚也。至若舌硬、舌强、舌短缩、舌卷，神气昏乱，语言不清者，皆危险之极也。阴阳易病，舌胀大出口外者，危恶甚也（用纸捻蘸蓖麻油烧烟熏之可收，然病愈不易易也。张登先生《伤寒舌鉴》一百二十图甚为明了，宜细玩也）。

身轻自能转动者，病易愈也。身体沉重，转侧须人者，病深也（身重须以兼证辨之，不可以概论也。如骨节烦疼，不呕不渴，脉虚浮而涩，不能自转侧者，此表寒，风湿相搏也，宜桂附汤。如四肢沉重疼痛，腹痛下利，不能自转侧者，此里寒，少阴病也，宜真武汤。发汗已，身犹灼热，脉浮，汗出，多眠鼻鼾，不能自转侧者，此表寒束其里热，风温也，宜葳蕤汤。腹满面垢，口不仁，自汗出，谵语遗尿，不能自转侧者，此表里皆热，三阳合病也，宜白虎汤。少腹里急少气，气上冲胸，眼中生花，不能自转侧者，此里虚且寒，阴阳易病也，附子理中汤）。身重厥冷，踡卧，无热恶寒，闭目不欲向明，不欲见人者，阴证也。身痛如被杖，身重如山而不能转侧者，阴毒也。手足抽搐，角弓反张者，痉也（痉有三阳经络之殊，有胃腑实热所致，有三阴中寒所发，有内伤气血虚弱而发，宜辨别按证而施治也）。身痛如绳束者，太阳表证也。

头重视身者，天柱骨倒而元气败也。头摇不止，发直如妆及头上撺者，皆绝证也。头痛连脑及项脊者，太阳表证也。头痛连额及面目者，阳明证也。头痛连耳前后并额角者，少阳证也。头痛而口渴便闭，尿赤短数者，阳明腑热熏蒸也。头痛恶寒发热者，外感风寒也。三阴本无头痛，其有之者，必直中而兼外感也。至厥阴头痛，脉浮者，乃伤寒传经至此而然，是里邪欲达于表，宜微汗之也。头痛筋脉抽搐，或鼻流浊涕而塞者，风寒也（宜清空膏）。头痛连眼角，昼轻夜重者，血虚也（宜逍遥散）。头痛而起核块，或头中鸣者，雷头风也（多属痰火，宜清震汤）。头痛连脑及齿，手足厥冷，口鼻气冷者，客寒犯脑也（宜羌活附子汤）。头痛口渴饮冷，头筋扛起，脉洪大者，胃火上冲也（宜加味升麻汤）。头痛胸膈烦满，动则眩晕者，痰厥也（宜半夏白术天麻汤）。头痛而重，足浮腰酸膝软者，肾厥也（肾有真水真火，须分别之。水虚者，脉必数而无力，宜用六味丸。火虚者，脉必大而无力，宜用八味丸）。头肿大，甚如斗者，乃火郁也（即大头天行也。其感之轻者，则肿在耳前后，名曰发颐，宜用普济消毒饮）。头痛手足青至节者，乃阳气大虚，脑受邪侵，真头痛也（证甚危险，速用补中益气汤加川芎、附子、蔓荆子，兼进八味丸，或有得生者，不可轻忽也）。破脑伤风者，风从破处而入，其证多发搐搦也（宜防风散）。眉棱骨痛，或眼眶痛者，肝经病也（血虚者，见光则痛，宜逍遥散。风热者，痛不可开，宜清空膏）。

胸痛者，邪气初传入里而未深入也（宜用柴胡汤加枳壳，或本方对小陷胸汤）。胸痛满而气喘者，风寒在肺也（宜甘桔汤加理气散风药）。伤寒胸不痛满者，邪气在表也。胸痛胀满，未经下过者，半表半里之证也。若已下过而痛甚者，恐成结胸也（邪之传与不传，以此可消息矣）。寻常胸中胀满，多由饮食填塞，吐之即已也。

腹痛乍作乍止，脉洪有力者，热也（芍药甘草汤加黄连）。如腹痛嗳腐吞酸，饱闷膨胀，腹中有一条扛起者，食积也（宜保和丸）。消之而痛不止，便闭不行而拒按者（宜三黄枳术丸下之）。下后以手按仍痛者，积未尽也（仍用平药以再消之）。消导攻下之后，遂至恶冷喜热者，渐变寒中也（须易温中之剂）。腹痛绵绵不已，脉迟无力者，寒也（宜香砂理中汤）。如腹痛而兼饱闷胀满，是有食积，不便骤补（宜用香砂二陈汤加姜、桂、楂、朴、谷芽温而消之）。消之而痛不止，大便反闭，名曰阴结（宜木香丸热药下之），下后仍用温剂和之可也。腹痛走注无定者，浊气壅塞也（宜木香调气散）。腹痛呆板不移者，瘀血积聚也（宜泽兰汤行之）。腹痛而唇有斑点，饥时更甚者，虫啮也（用化虫丸）。腹痛而吐泻者，伤暑霍乱也（宜四味香薷饮）。腹痛欲吐不得吐，欲泻不得泻，变在须臾者，干霍乱也（俗名曰绞肠痧）。更有遍体紫黑者，乌沙胀也（此二证势极凶险，刻不可待，急用刀头烧盐和阴阳水吐之，或用四陈汤服之，外用武侯平安散点左右大眼角，庶几十中生一也）。腹痛当脐中，转侧作水声，小便如淋者，腹内痈也（宜用牡丹皮散）。伤寒以手按腹，若不痛胀者，邪未入里也；按之而腹满痛，嗌干口燥，脉沉实者，少阳之邪传入太阴经，肝木乘脾也（宜小柴胡汤去参加芍药和之）。和之而腹胀不减，痛不止者，里实之证也（宜大柴胡汤下之。如自利，去大黄，易黄连）。太阳证为医误下因而腹满痛者，此内陷之邪也（宜用桂枝倍芍药。其大实痛者，宜加大黄）。若腹胀时减，痛则绵绵者，此里证未实，但可清之，不可攻也。至直中腹痛，则不由阳经传来，其证必腹满而吐，食不下，自利气冷，脉必沉迟也（宜理中汤）。

小腹硬痛者，伤寒邪热传至厥阴经也（浊阴凝聚，宜急下之）。小腹硬痛而小便自利，大便黑色者，蓄血证也（宜桃仁承气汤攻之）。小腹胀满而小便不通，大便如常者，膀胱蓄水也（口渴者，热在上焦气分也，宜四苓散加栀、芩。不渴者，热在下焦血分也，宜滋肾丸滋化原）。小腹绕脐硬痛，小便数而短赤者，燥粪证也（宜大承气汤以下之）。小腹冷痛，小便清长者，寒邪直中厥阴也（宜急温之。直中证，舌虽短缩而润泽，传邪证，舌必焦燥津枯，寒热天渊也）。寻常小腹痛者，多属疝瘕、奔豚、痃癖、癥积、带下也（三阴急为疝，三阳急为瘕，冷气上冲为奔豚，筋扛起如弓弦为疝，嗜好积聚不化成形为癖，瘀血凝滞成块不动作痛为癥，女子带下皆由脾虚感湿也）。

手指尖冷者，寒也。手指尖温者，风也。指甲紫色者，热极也。指甲白色者，血亏也。指甲黑而青者，毒甚也。手心冷者，寒中之也。手心热者，风邪也。

小便白而多者，寒也。小便黄而少者，热也。小便赤者，热极也。小便点滴不通者，闭也（渴者，热在上焦气分也；不渴者，热在下焦血分）。小便不禁者，脬气不固也（肝气热则阴挺失职，宜逍遥散；中气虚则不能统摄，宜十补汤）。小便自遗者，肾败也（急用附子理中汤频频灌之，或可救得十中之一二）。

大便不通，燥渴谵语者，阳明胃热实闭也（宜用小承气汤）。老人精血不足，产妇气血两虚，以致大便不润者，虚闭也（血不足用四物汤加润药，气血两亏则宜用八珍汤）。大便不通，口燥唇焦，舌苔黄小便赤，喜冷恶热者，阳结也（宜三黄枳术丸）。大便不通，唇淡口和，舌苔白，小便清，喜热恶冷者，阴结也（宜用理中汤加归芍）。阳结者，脉浮而数，能食，十七日当剧。阴结者，脉沉而迟，不能食，身体重，十四日当剧。剧者里急下重，且满且痛，不可再待时日，宜早图而下之。凡病后津液伤甚者，多见此证也。大便前出，小便后出者，交肠证也（宜五苓散）。大便小便俱由前出者（乃血液枯涸，气血衰败也，多服大剂八珍汤，或可稍延岁月耳），不治之证也。大便溏者，受寒也。大便欲解不解者，血少也。大便不实，口渴尿赤，下泻腹垢者，湿热也（神术散加连翘）。大便不实，下泻清谷者，湿寒也（神术散加炮姜、木香，其证必尿清而口和）。大便不实，胸满痞闷，嗳腐吞酸，泻下臭秽者，食积也（神术散加楂牙、神曲，治泻须利小便，然必食积既消，方可利之，不宜草率）。大便不实，食少泻频，面色皎白者，脾虚也（宜用香砂六君子汤。兼寒者，加姜、桂、附子）。大便不实，五更天明依时而泄者，肾虚也（宜加味七神丸）。

凡病中循衣摸床，两手撮空者，此神去而魂乱也。至于大肉尽脱，九候虽调，终亦必亡也。

《医学辑要》卷一终

医学辑要 卷二

山阴吴烽小珊氏编

绍兴裘庆元吉生校刊

诊脉诀 (沈云将先生)

脉分三部（有左有右），上部曰寸，为阳（长六分，始自鱼际，即大指下节与小臂骨相交处也）；中部曰关，为半阳半阴（长六分，居小高骨之内，其前三分通乎寸为阳，故阳数九也；后三分通乎尺为阴，故阴数十也。所谓半阳半阴，由是故耳）；下部曰尺，为阴（长七分，居于关之后）。统摄三部者，曰寸口（左为人迎，右为气口）。部各三候，曰浮（主皮肤以候表）、曰中（主肌肉以候胃气也）、曰沉（主筋骨以候里）。所谓三部九候者，指一手而言也（长人脉长，疏排指取。短人脉短，密排指取。老人脉软浮取。肥人脉细重取。小儿脉缓，瘦人脉大，皆宜轻取。至于反关脉，三部俱在臂侧。鱼际脉在寸口之上，大小脉两手不同。六阴脉皆沉，六阳脉皆浮。其有两手清微无脉者，乃贵重之人。更有六脉平和者，非仙即怪。必须细心推究，不可概论也）。

人之体躬，有阴有阳。阴曰营（统血而行脉中，寒则伤营），阳曰卫（统气而行脉外，风则伤卫）。

脉之至数，定于呼吸（呼者气之出，脉之来也。吸者气之入，脉之去也）。一呼一吸，为之息。一息而脉四动（闰以太息，故五动亦为和），无疾病者也（三动为迟，阳气衰也。二动为败，阳气衰甚也。一息一动，危殆极矣。六动为数，阴气衰也。七动为极，阴气衰甚也。八动为脱，气血两亏也。九动为死矣。迟、败、数、极四者，其脉中候有力则为有神；沉候有力则为有根；而两尺之沉候又为根中之根也。脉诀云：寸关虽无，尺犹未绝；如此之流，何忧殒灭。洵非虚语。傥根蒂已坏，即逢长桑君，亦无所施伎矣。至于一息而脉十动以外，与夫两息而脉一动者，此则散而为变也。迟、败二者，寒也；数、极二者，热也）。

脉分来（气之出也，阳也。自骨肉之分而上于皮肤之际，乃气之升，故以候表）、去（气之入也，阴也。自皮肤之际而下于筋骨之间，乃气之降，故以候里）、疾（气有余也）、迟（气不足也）、反（病在里也）、覆（病在表也），以征内外、虚实、表里、盛衰也（来疾去迟，内虚外实也。来迟去疾，内实外虚也。来小去大为之反，病在里，阴盛也。来大去小为之覆，病在表，阳盛也）。

寸口（通指寸、关、尺而言也）之营卫所以别脉之盛衰，候人之强弱也（卫主气，为阳，以候表。脉随指有力，卫气盛也谓之高，高者长也。脉随指无力，卫气弱也，谓之慄慄者恍惚也。卫气和平曰缓，缓者胃气有余也。胃气有余则颜色声音毛发鲜泽矣。营主血为阴，以候里。脉随指有力，营血盛也，谓之章，章者明也。脉随指无力，营血弱也，谓之卑，卑者缩下也。营血和平曰迟，迟者脾阴充足也。脾阴充足，则骨髓肌肉丰满坚固矣。营卫两盛谓之纲，有余总揽之意也。营卫不足谓之损，有消缩之意也。营卫刚柔相得，和缓之脉同见，则谓之强，强者即颜色之鲜丽而血肉丰盈，其人之壮健可知也）。

浮、中、沉三候，分主皮脉肉筋骨，以应五脏之诊法也（肺浮主于皮毛，心浮主于血脉，脾在浮沉之间而主乎肌肉，故以候中，肝沉主于筋力，肾沉主于骨髓也）。下指有轻重差等，以候五脏之气也（与皮毛相得者肺也，下指宜如三豆重以候之。与血脉相得者心也，下指宜如六豆重以候之。与肌肉相等者脾也，宜如九豆重以候之。与筋相平者肝也，宜如十二豆重以候之。按之至骨，举之来疾者肾也。各随所主之部以候肝气也。豆之谓者，约略轻重而譬之，不必拘执以为绳尺也。至于左右两手，亦各有寸关尺，所主分位，须应照此三候取之，以分表里也）。

寸口脉（通指三部言也）有浮、沉、迟、数，以候表里脏腑之诊法也（脉浮病在表，脉沉病在里，脉数病在腑，脉迟病在脏。浮者皮肤取而得之，沉者筋骨取而得之。数者一息脉六动，为阳，故在腑。迟者一息脉三动，为阴，故在脏。张石顽先生曰：此节全重于迟为在脏一句。设脉见浮迟，虽有表证，只应以小建中和之，非麻黄、青龙所宜，以脏气本虚也。至于诸阳虽皆属腑，诸阴虽皆属脏，然伤寒中之传变亦有数而入脏，迟而入腑者，非可执此概论也）。

缓脉有二义，须分而言之也（阳脉浮大而软，阴脉浮大而软，谓浮中沉三候阴阳同等也，名曰缓，此和缓之义，以脉至数无多寡而言也。若脉来一息四动，按之大而慢，似迟，而实非迟亦谓之缓，此宽缓之义，以脉之急慢而言也。张石顽先生曰：脉虽浮大而软，按之不绝者为缓。如按之即无者是虚脉，按之而一息不及四至者是迟脉，皆非缓脉也）。

两手十二经脉，系乎五脏六腑，有里有表，各应其当王之时而然也，遇克则死可期矣。

左寸里为手少阴心经火脏也（立夏心脉当王，火盛故，其脉洪也。然洪之中须有长大和缓之意，始谓之有胃气，虽病易愈也。若洪而少长大和缓者，谓之洪多胃少，是心病脉也。若但得洪而全无长大和缓意者，谓之无胃，是心死脉也。设非夏令而心脉洪，则为邪盛矣。夏而心脉沉，至冬当死）。

左寸表为手太阳小肠经心之腑也。

左关里为足厥阴肝经木脏也（立春肝脉当王，木盛故，其脉略弦。然略弦之中须有弱软而长之意，始谓之有胃气，虽病易愈也。若略弦而少软弱与长者，谓之弦多胃少，是肝病脉也。若但得略弦而全无软弱而长者，谓之无胃，是肝死脉也。至于肝脉纯弦，即值春令，已如树木之将枯，枝干之干硬，不能久延，况非其时，又安有所希望耶？春而肝脉得毛浮者，至秋当死）。

左关表为足少阳胆经肝之腑也。

左尺里为足少阴肾经水脏也（立冬肾脉当王，水盛故，其脉沉也。然沉之中须有滑软之意，始谓之有胃气，虽病易愈也。若沉滑而少软和者，谓之沉多胃少，是肾病脉也。若但得沉而全无滑软意者，谓之无胃，是肾死脉也。非冬令而肾脉沉者，则为阴寒入里也）。

左尺表为足太阳膀胱（亦谓之胕）经肾之腑也。

右寸里为手太阴肺经金脏也（立秋肺脉当王，金盛故，其脉毛浮也。然毛浮之中须有缓迟之意，始谓之有胃气，虽病易愈也。若毛浮而少缓迟者，谓之浮多胃少，是肺病脉也。若但得毛浮而全无缓迟意者，谓之无胃，是肺死脉也。若毛浮而数，则为病剧。盖数为火，是金逢火化，当发痈肿而难治之也）。

右寸表为手阳明大肠经肺之腑也。

右关里为足太阴脾经土脏也（脾为坤土，性主厚重，王于四季，其脉与阳寸阴尺同等。浮大而软，无有偏胜，缓而和匀，不浮不沉，不疾不徐，不微不弱者，即为胃气也。杜光庭先生云：欲知死期何以取，古贤推定五般土，阳土须知不遇阴，阴土遇阴当细数。阴土者，脾土也。程钟龄先生云：脉有要诀，胃、神、根三字而已。春弦夏洪，秋毛冬石，应乎四时，而其中必兼有和缓悠扬之意，乃为胃气，有则生，少则病，无则死也。神者中候也，浮中沉之中也。如六数七极热也，中候有力则有神矣，清之而热即退。如三迟二败寒也，中候有力则有神矣，温之而寒即除。若寒偏热胜，中候无神，清温之剂将何所恃耶？根者沉候应指是也，三部九候以沉分为根，而两尺又为根中之根也。夫胃气者，如桃李核中之仁两片相接处之一线也，所赖以生生之机者此也，所赖以化化之妙者此也）。

右关表为足阳明胃经脾之腑也。

右尺里命门也（亦曰神门，为真火之源，所主精气，鼎峙两肾之间，附脊第十四椎，为水中之火，既济阴阳。男以精气为主，故右尺为命门；女以精血为主，故以左尺为命门，以尺为六脉之根也。越人云：人之有尺，譬如树之有根，水为天一之元，先天之命根也。若肾脉独败，是无根矣。如虚浮无根，是有表无里，孤阳岂能独存乎？若重按无根，不独先天肾水之绝，亦为后天不足之征。仲景所谓营气不足血少故也。其经脉具详于左尺矣）。半表半里为手厥阴经心包络也（诸邪之干心者，皆心包络受之也。诸脉虽属于心，而行于手太阴肺经，然脉之运动，皆由心包络之火，故又以心包络为主也）。

右尺表为手少阳经三焦也。上焦如雾，中焦如沤，下焦如渎，有象无质，即上中下三部脏腑空处是也。岐伯曰：寸以射上焦，关以射中焦，尺以射下焦。此言三焦之脉位也。射者，自下而射于上。其脉即分属寸关尺，凡鼓动之机，莫不本诸三焦，则知六部之中，部部不离三焦之气也。越人谓其有名无形者，以火即气，本无形，非如精津血液之各有其质也。《灵枢·本藏》云：肾应骨，三焦膀胱，厚者密理厚皮，薄者粗理薄皮，急者腠理疏，直者毫毛美而粗，结者毫毛稀也。

脉有相乘纵横逆顺，以征病之重轻也（五行肝木心火脾土肺金肾水，此相属也。木乘土、火乘金、土乘水、金乘木、水乘火，是相克也，名曰纵，则病甚也。木乘金、火乘水、土乘木、金乘火、水乘土，是反侮也，名曰横，则病微也。木乘水、火乘木、土乘火、金乘土、水乘金，是倒施也，名曰逆，则病虚也。木乘火、火乘土、土乘金、金乘水、水乘木，是相生也，名曰顺，则病实也。非其时而得之，则相乘纵横为患最重，逆顺则犹无大害也）。**乘腑乘脏，宜各就脉证错综以参之也**（腑阳也，浮数阳脉也，以浮数之脉而见于腑，谓之阳乘阳。脏阴也，迟涩阴脉也，以迟涩之脉而见于脏，谓之阴乘阴。如浮数之脉而见于脏，谓之阳乘阴，又谓之腑乘脏。如迟涩之脉而见于腑，谓之阴乘阳，又谓之脏乘腑。凡阳乘阳与夫阴乘阴者，即为独阳不生，独阴不生也。其阳乘阴者，病虽重亦可疗；阴乘阳者，病即轻纵难愈。所谓阴病见阳脉者生，阳病见阴脉者死是也）。**阴阳相乘之脉，须辨往来盛虚也**（阳不足以胜阴，而与阴俱化则恶寒；阴不足以胜阳，而从阳之化则发热。阴阳之气更盛更虚，阴并则寒，阳并则热。凡疟与往来寒热之脉皆然也）。

营卫软弱，所以别阴阳之不足也（营者统血而行于脉中，阴也，弱者脉沉而无力也。阴脉弱则营微血虚而发热，甚则筋急也。卫者统气而行于脉外，阳也，软者脉浮而无力也。阳脉软则卫衰气虚而恶寒，甚则汗流如珠也）。

脉有上下，以候阴阳五脏之升降而计生死之期也（寸脉居上，候心肺之阳，主升。升极而降，降不至关，谓之孤阳，是阳绝也。尺脉居下，候肝肾之阴，主降。降极而升，升不至关，谓之独阴，是阴绝也。关居于中，以候脾，所以升降寸尺之出入者也。今上下不至关，是升降出入之气不通，此皆不治，决死也。若阴阳已离，胃气未绝，尚可苟延残息。要知死期，则如经所云：阴胜则阳绝，能夏不能冬。阳胜则阴绝，能冬不能夏。肝死于秋，心死于冬，脾死于春，肺死于夏，肾死于长夏之类是也。推之于日时亦然）。

汗出发润，喘不休者，肺先绝也（肺为津液之帅，汗者人之液也，在内为血，在外为汗。出而似汗相著不流者，气尽液也。著于发而黏，故发如润，此津竭也。肺为气之主，喘者疾息也，口张则有呼无吸，故出而不休，此气脱也）。身体大热，形如烟熏，直视摇头者，此心绝也（心为形之君，神明之主也。阴尽则孤阳外越，故身大热也。色如烟熏者，从火化也。神散则目直视，阳无依则头摇也）。唇吻反青，四肢𭣚习者，此肝绝也（吻者，口唇边也，色当赤而黄，乃脾之本。然因被木所克，故从其胜而反青也。肝主筋藏血，血竭则筋脉无所养而引急。𭣚者，汗出貌也。习者，鸟数飞也。言手足头动之状，若汗之不期然自出，如鸟之习飞而无已时也）。环口黧黑，柔汗发黄者，此脾绝也（唇口应于脾，色当黄且赤，今转为水侮而暗黑，则土败可知。柔者，软而腻也。汗者，液也。柔汗者，乃脾之真液，即俗之所谓冷汗是也。黄为土之本色，真液竭而真象露也）。便尿自遗，狂言目反直视者，此肾绝也（肾藏精志而司启闭，二便自遗者，精力尽而禁约弛也。

志失则狂言，精不上荣则瞳子不能转而直视也）。身汗如油（液外亡也），喘而不休（气上脱也），水浆不下（胃气无也），形体不仁（营卫离也），乍静乍乱（神无主也），六脉无根则命绝也。

持脉大纲，轻手候之，脉见于皮肤之间者，心肺之应也。心肺在上，故其脉皆浮也（浮大而散者，心也，浮涩而短者，肺也），阳也，腑也。重手按之，脉附于筋骨之间者，肝肾之应也。肝肾在下，故其脉皆沉也（弦而且长者肝也，沉而软滑者肾也），阴也，脏也。不轻不重，中而取之，脉见于肌肉之间者，脾胃之候也。脾胃在阴阳相适之中，故其脉缓而大也。此五脏不病之脉也（若短小而见于皮肤之间者，阴乘阳也；若洪大而见于肌肉之下者，阳乘阴也）。

脉有浮沉，诊分轻重也。左寸先以轻手得之，是小肠，属表，后以重手得之，是心，属里。心在肺下，主血脉，心脉循血脉而行，按至血脉而得为浮；稍加力得，脉道粗大为大；又稍加力得，脉道润软为散，此即上文浮大而散之谓也（若出于血脉之上，见于皮肤之间，是其浮也。若入于血脉之下，见于筋骨之分，是其沉也）。右寸先以轻手得之，是大肠，属表；后以重手得之，是肺，属里。肺居最高，主皮毛，肺脉循皮毛而行，按至皮毛而得为浮；稍加力得，脉道不利为涩；又稍加力，脉道缩入关中，上半指不动，下半指微动为短，此即上文浮涩而短之谓也（若出于皮毛之上，见于皮肤之表，是其浮也。若入于血脉筋肉之分，是其沉也）。左关先以轻手取之，是胆属表，后以重手得之，是肝属里。肝在脾下，主筋，肝脉循筋而行，按至筋得，脉道如弓弦者为弦，稍加力得，脉道迢迢为长，此即上文弦长之谓也（若出于筋上，见于皮肤血脉之间，是其浮也。若入于筋下，见于骨上，是其沉也）。右关先以轻手得之，是胃属表；后以重手取之，是脾属里。脾在心下，主肌肉，脾脉循肌肉而行，按至肌肉得，脉道如微风轻飘柳稍之状为缓；稍加力得，脉道敦实者为大，此即上文缓而大之谓也。若出于肌肉之上，见于皮毛之间者，是其浮也。若（入于肌肉之下，见于筋骨之分者，是其沉也）左尺先以轻手得之，是膀胱属表；后以重手取之，是肾属里。肾在肝下，主骨，肾脉循骨而行，按至骨上得之为沉；重手按之，脉道无力者为软；举指来疾流利者为滑，此即上文沉而软滑之谓也。若出于骨上，见于皮肤血脉筋肉之间，是其浮也。若入而至骨，是其沉也（右尺先以轻手得之，是三焦为表；再以稍重手得之，是心包络，为半表半里。诸邪干心者，皆心包络受之也）。更以重手得之，是命门（两肾居其左右）为里，为相火，与左尺之气通也（男以右尺为命门，女以左尺为命门，余皆无所异也）。

左手关前曰人迎，以候风、寒、暑、湿、燥、火六气之外因也（浮盛则伤于风，肝脉应之；紧盛则伤于寒，肾脉应之，虚弱则伤于暑，心包络应之；沉细则伤于湿，脾脉应之；滞涩则伤于燥，肺脉应之；虚数则伤于火，心脉应之，火者热也，此皆外因，法当表散渗泄也）。

右手关前曰气口，以候喜、怒、忧、思、悲、恐、惊七情之内因也（喜则脉散，心应之；怒则脉软，肝应之；忧则脉涩，肺应之；思则脉结，脾应之；悲则脉紧，心包络应之；恐则脉沉，肾应之；惊则脉动，胆应之，此皆内因，法当温顺以消平之也）。

六脉伤损，谓之不内不外因也（心脉虚涩，伤于劳神役虑也；肝脉虚弦，伤于筋力疲极也；肾脉紧，伤于劳役阴阳也；肺脉弱，伤于叫呼损气也；脾脉缓弦，伤于饥饿也；脾脉滑实，伤于饱食也；命门脉微涩，伤于房帷任意也）。

脉有表里阴阳主病之异（表病取决于人迎，为阳为腑，外感则人迎脉紧盛也。里病取决于气口，为阴为脏，内伤则气口脉紧盛也。表里皆病，则人迎气口俱紧盛也。男子之脉，左大于右，在关上为顺，寸脉常盛，尺脉常弱，是以不可久泻也。女子之脉，右大于左，在关下为顺，寸脉常弱，尺脉当盛，是以不可久吐也。上部有脉，下部无脉，其人当吐不吐，必死也。上部无脉，下部有脉，病虽重不死。何也？盖人有尺脉，谓有元气，犹树之有根也。凡人左手属阳，关前亦属阳，诸阳为热，汗多亡阳；右手属阴，关后亦属阴，诸阴为寒，下多亡阴也）。

脉理大要，浮沉迟数滑涩也（浮为阳，主表，为风为虚；沉为阴，主里，为湿为实。迟则在脏，为寒为冷为阴；数则在腑，为热为燥为阳。滑则为血有余，气不足也；涩则为气有余，血不足也）。

诸脉主病大略。

浮（不沉也，如水漂木也，阳也。主病在表，为邪袭三阳经中，鼓搏脉气于外也。为风为虚，为热为痛，为呕为痞，为满为不食，为喘浮而大，为伤风鼻塞。浮而滑疾为宿食，浮滑为饮也。左寸浮，主伤风发热，头疼目眩，及风痰。浮而虚迟，为心气不足，心神不安。浮而散，为心气耗虚烦。浮而洪数，为心经热。左关浮，主腹胀。浮而数，风热入于肝经。浮而促，为怒气伤肝，心胸逆满。浮而大，为胸胁胀满。左尺浮，为膀胱风热，小便赤涩。浮而芤，男子小便血，女子崩带。浮而迟，为冷疝脐下痛。右寸浮，为肺感风寒，咳喘清涕，自汗体倦。浮而洪，为肺热而咳。浮而迟，为肺寒喘嗽作欠。右关浮，为脾虚中满不食。浮大而涩，为宿食。浮而迟，为脾胃两虚。右尺浮，为风邪客下焦，大便秘。浮而虚，为元气不足。浮而数，为下焦风热，大便秘。凡瘦人得浮脉，三部相得，曰饥薄。若肥人得之，未有不病者也）。

沉（不浮也，如石在水底也，阴也。主病在里，为阳气式微，不能统运营气于表也。为阴逆阳郁，为气为实。为热为水，为停饮，为癥瘕，为胁胀，为厥逆，为恐惧，为腰痛，为水滀，为洞泄。沉而细，为少气。沉而迟，为痼冷。沉而滑，为宿食。沉而伏，为霍乱。沉而数，为内热。沉而迟，为内寒。沉而弦，为心腹冷痛。左寸沉，为寒邪，为痛，为胸中寒饮胁疼。左关沉，为伏寒在经，两胁刺痛。沉而弦，为痃癖内痛。左尺沉，为肾脏感寒，腰背冷痛，小便浊而频。男为精冷，女为血结。沉而细，为胫酸阴痒，尿有余沥。右寸沉，肺冷寒痰停蓄，虚喘少气。沉而紧滑，为咳嗽。沉细而滑，为骨蒸寒热，皮毛焦干。右关沉，为胃中寒积，中满吞酸。沉而紧，为悬饮。右尺沉，为病水脚连腰疼。沉而细，为下利，为小便滑，为脐下冷痛。伤寒阳证，两寸沉曰难治；平人两寸沉曰无阳，必艰于寿）。

迟（一息三至也，阴也。为阳气不显，营气自和之象也。为阴盛阳亏之候，为寒为痛，为不足。浮而迟，为表有寒。沉而迟，为里有寒。两寸沉而迟，为气不足，气寒则缩也。两尺沉而迟，为血不足，血寒则凝也。左寸迟，为心上寒，精神多惨。左关迟，为筋寒急，手足冷，胁下痛。左尺迟，为肾虚，男子便浊，女子不月。右寸迟，为肺感寒冷痰气短。右关迟，为中焦寒，及脾胃伤冷物不食。沉而迟，为积。右尺迟，为脏寒泄泻，为冷少腹痛，腰脚重）。

数（一息六至也，阳也。为阳盛阴亏，热邪流薄于经络之象也。为阴虚，为热，为烦满。上为头痛上热，中为脾热口臭，为胃烦呕逆。左为肝热目赤肿，右为小便黄赤，大便秘涩。浮而数为表有热，沉而数为里有热也。脉来数而牢，如银钗之股，为虫毒）。

滑（往来流利也，忽浮忽沉也，多血少气也，阳中阴也。为血实气壅之候，为痰为饮，为呕吐，为宿食。浮而滑，为呕逆。沉而滑，为气结。滑而数，为结热。左寸滑，为心热。滑而实大，为心惊舌强。左关滑，为肝热头目为患。左尺滑，为小便淋涩，为尿赤，为茎中痛。右寸滑，为痰饮呕逆。滑而实，为肺热毛发焦，为膈壅咽干，为痰嗽，为头目昏，为涕唾黏。右关滑，为脾热口臭，为宿食不化，吐逆。滑而实，为胃热。右尺滑，为相火炎而引饮多，为脐冷腹鸣，或时下利。两寸滑曰痰火，一手独滑曰半身不遂）。

涩（往来黏滞也，多气少血也，阴也。为血枯，为精涸，为盗汗，为心痛，为不仁。浮而涩，为表恶寒。沉而涩，为里燥涸。两寸涩甚曰液不足，两关涩甚曰血不足，两尺涩甚曰精不足，必艰于嗣也。左寸涩，为心神虚耗不安，为冷气心疼。左关涩，为肝虚血散，为肋胀胁满，为身痛。左尺涩，男子为伤精及疝，女人为月事虚败。若有孕，主胎漏不安。右寸涩，为营卫不和，为上焦冷痞，为气短臂痛。右关涩，为脾弱不食，为胃冷而呕。右尺涩，为大便秘，为津液不足，为小腹寒，为足胫逆冷）。

紧（纠也，如转索无常，按之虽实而不坚，不似弦脉之端直如琴弦，不似牢脉革脉之强直搏指也。为诸寒收引之象，亦有热因寒束而烦热急疼痛者也。为邪风激搏于营卫之间，阴阳相搏也。为痛为寒，为筋挛，为中恶。紧而洪，为痈疽。紧而数，为中毒，为寒热。紧而细，为疝瘕。紧而涩，为寒痹。紧而浮，为伤寒身疼。沉而紧，为腹中有寒，为风痫。左寸紧，为头热目痛项强。紧而沉，为心中气逆冷痛。左关紧，为心腹满痛，胁痛肋急。紧盛为伤寒浑身痛。紧而实，为痃癖内胀痛。左尺紧，为腰脚脐下痛，小便难。右寸紧，为鼻塞膈壅。紧而沉滑，为肺实咳嗽。右关紧，为脾腹痛，为吐逆。紧盛为腹胀伤食。右尺紧，为下焦筑痛）。

缓（脉来不浮不沉，不疾不徐，从容和匀，一息四至或五至者，是无病之正脉也。其脉虽一息四至，举按大而慢者，亦谓之缓也，阴也。为不足，为风为表虚，为弱为疼，为项强，为脚弱。与迟脉之不及至数者相去远甚也。浮而缓，为卫气伤。沉而缓，为营气弱。诸部见缓脉，皆谓之不足，以其不鼓也。左寸缓，为心气虚，为怔忡，为健忘，为项背急痛。左关缓，为风虚眩晕，为腹胁气结。左尺缓，为肾虚冷，为小便数，女人月事多。右寸缓，为肺气浮，言语短气。右关缓，为胃弱气虚。浮而缓，为脾气虚弱。右尺缓，为下寒脚弱，为风气秘滞。浮而缓，为肠风泄泻。沉而缓，为小腹感冷）。

虚（不实也。浮中沉三候中取重按，脉皆迟大软弱，久按仍不乏根也，为气血两亏之候也，阴也。为暑肠澼，为阴亏，为精气不足，为烦满多汗，为惊。若气口脉大而虚者，为内伤于气。若虚大而时显一涩者，为内伤于血也。左寸虚，为惊悸。左关虚，为肝衰。右寸虚，为喘息。右关虚，为脾弱。两尺虚，为肾怯。兼涩者，必艰于嗣）。

实（不虚也。浮中沉三候按之皆有力，大而长也，为三焦气满之候，阴中之阳也。为邪气内盛，非正气本充之谓也。为热为呕，为痛为气塞，为气聚，为食积，为痢。左寸实，心中积热，口舌疮，为咽痛。实而大，为头面风热烦躁，为体痛，为面赤。左关实，为腹胁痛满。实而浮大，为肝盛目暗赤痛。左尺实，为少腹痛，为小便涩。实而滑，为淋沥，为茎痛尿赤。实而大，为膀胱热尿难。实而紧，为腰痛。右寸实，为胸中热，为痰嗽，为烦满。实而浮，为肺热咽喉燥痛，为喘嗽气壅。右关实，为伏阳内蒸，为脾虚食少，为胃气滞。实而浮，为脾热消中，善饥口干，为劳倦。右尺实，为脐下痛，为大便难，或时下痢）。

小（细而显也，阴也，为元气不足。若两手三部皆小，往来上下皆从，此由禀质之清，不在病例也。若一部独小，或一手独小为病脉也，乍大乍小为邪祟。前大后小为头疼目眩。前小后大，为胸满短气。六脉小而急，为疝瘕，在阳为阳不足，在阴为阴不足。若小而按之不衰，久按有力，乃实热固结之象。总因正气不充，不能鼓搏热势于外也）。

大（应指满溢倍于寻常也，阳也。若两手三部皆大，往来上下自如，此由禀质之厚，不在病例也。大脉有虚实阴阳之异，经云大则病进，是指实大而言也。仲景以大则为虚者，乃盛大少力之谓也。又有下痢未止，脉大者，是又以积滞未尽而言，非大则为虚之谓也。有六脉俱大者，为阳有余阴不足也。有偏大于左者，为邪盛于经也。有偏大于右者，为热盛于内也，亦有一部独大者便以其部断其病之虚实可也）。

长（指下迢迢过乎本位也，阳也。长而和缓，为气血充盈。长而大，为阳毒内蕴，为三焦烦郁，为壮热。长而软滑，为气治。长而坚搏，为气病。在上主吐，在中主饮，在下主疝。长而洪，为癫狂。尺寸俱长，为阳明受病。两尺修长，主人多寿。女人左关独长，多淫欲）。

短（指下不及本位也，阴也。为胃气厄塞，不能涤畅百脉也。为气少，为阴中伏阳，为三焦气壅，为宿食不消。寸不及关为阳绝，尺不及关为阴绝。乍短乍长为邪祟，两寸短为头痛，两关短为宿食，两尺短为胫足冷。凡过于悲哀之人，则其脉多短也)。

芤(浮沉二候有力，中候无力也。边有中无也，阳中阴也。为失血之候，阴去阳存之脉也。为遗精，为盗汗，为气盈血亏。左寸芤，为吐血，为衄血。左关芤，为胁间血气痛，为腹中瘀血痛，为吐血，为目暗。左尺芤，为小便血，女人月事为病。右寸芤，为胸中积血，为衄为呕。右关芤，为肠痈瘀血，为呕血不食。右尺芤，大便血)。

伏(脉不出也。重按至骨，指下涩难，委曲求之脉行筋下，附著于骨也。阴也，为阴阳潜伏，关格闭塞之候也。为寒气凝结，为积聚，为疝瘕，为少气，为忧思，为痛甚，为霍乱，为溏泄，为停食，为水气，为营卫气闭而厥逆。如关前得之，为阳伏；如关后得之，为阴伏也。伏而数者，为热厥亢极而兼水化也。伏而迟者，为寒厥阴极而气将绝也。左寸伏，为心气不足，为神不守舍，为深忧抑郁。左关伏，为血冷，为腰脚痛，为胁下有寒气。左尺伏，为肾寒，为精亏，为疝瘕寒痛。右寸伏，为胸中气滞，为寒痰冷积。右关伏，为胸中脘积块作痛，为脾胃停滞。右尺伏，为脐下冷痛，为下焦虚寒，为腹中瘤冷)。

洪(脉来指下极盛，脉去极衰也。阳也，为阳气满溢，阴气垂绝之象也。为火气亢甚之兆，血气燔灼之候也。为表里皆热，为烦，为咽干，为大小便不通。左寸洪，为心经积热，目赤口疮，头痛内烦。左关洪，为肝热身痛，为四肢浮热。左尺洪，为膀胱热，小便赤涩。右寸洪，为肺热毛焦，为唾黏咽干。洪而紧，为喘急。右关洪，为胃，热反胃为呕吐口干。洪而紧，为胀。右尺洪，为腹满，为大便难，或下血。洪而有力，为实火。洪而无力，为虚火。洪而急，为胀满。洪而滑，为热痰。洪而数，为暴吐，为中毒，诸失血，为遗精白浊盗汗。脉洪为难已。伤寒汗后，脉洪则死）。

软（柔而无力也。脉来如絮浮水面，轻取乍来，重取乍去，为胃气不充之象也。阴也，真火不足也。为内伤，为虚劳，为泄泻，为少食，为自汗，为喘乏，为精伤，为痿弱，为少气，为无血，为下冷。左寸软，为心虚易惊，为盗汗短气。左关软，为营卫不和，精神离散，为体虚少力。左尺软，为小便数，自汗多，男为伤精，女为脱血。右寸软，为烘热憎寒，气乏体虚。右关软，为脾弱食不化，为胃虚不进饮食。右尺软，为下元冷惫，为肠虚泄泻）。

弦（脉来浮而紧，端直以长，如新张弓弦，挺然指下，按之不移也。阳中阴也，为气血收敛不舒之候也。偏弦者，脉来弦而倚斜也，为流饮作痛。双弦者，脉来弦如引二线也，为肝实作痛。其单弦者，脉弦只一线也，为经络间凝寒滞痛，为疟，为拘急，为寒热，为血虚盗汗，为寒凝气结，为冷痹，为疝为饮，为劳倦。弦而数，为劳疟。双弦而数，为胁急痛。弦而长，为积。左寸弦，为头疼，为心惕，为劳伤，盗汗乏力。左关弦，为胁肋痛，为痃癖。弦而紧，为疝瘕，为瘀血。弦而小，为寒癖。左尺弦，为小腹痛。弦而滑，为腰脚痛。右寸弦，为肺受寒，咳嗽，胸中有寒、痰。右关弦，为肺胃伤冷，宿食不化，为心腹冷痛，为水饮。右尺弦，为脐下急痛，为下焦停水）。

弱（衰败也。脉来极沉细而软，按之欲绝未绝，举之如无也。阴也，为气血两亏之候也。为痼冷，为烘热，为泄精，为虚汗。弱而滑者，是有胃气。弱而涩者，是谓久病。凡老人及病后见之顺，平人及壮年见之逆也。左寸弱，为阳虚，心悸自汗。左关弱，为筋痿无力，妇人主产后客风面肿。左尺弱，为肾虚耳聋，为骨肉酸痛，为小便数。右寸弱，为身冷多寒，为胸中短气。右关弱，为脾胃虚，食不能化。右尺弱，为下焦冷痛，大便滑泄）。

微（不显也。浮中沉三候极无力，按之似有似无，依稀轻细而模糊也。阴也，为阳气微阴气衰也。为尪羸，为泄泻，为虚汗，为少气。妇人为崩漏，败血不止。浮而微，为阳不足，身恶寒。沉而微，为阴不足，主脏寒下痢。左寸微，为心虚忧惕，营血不足，为头痛，为胸痞，为虚劳，为盗汗。左关微，为胸满气乏，为脾虚泄泻，为四肢恶寒，为前急。左尺微，为败血不止。男为伤精尿血，女为崩带。右寸微，为上焦寒痃，为冷痰不化，为中寒少气。右关微，为胃寒气胀，为食不化，为脾虚噫气，为心腹冷痛。右尺微，为脏寒泄泻，脐下冷痛）。

动（脉来如豆粒之动摇，上下无头尾，寻之有，举之无，不往不来，不离其处也。阳中阴也，为阴固于内，阳战于外之候也。为气血不续，为痛为惊，为虚劳，为崩脱，为泄痢。阴阳相搏谓之动，阳动则汗出，阴动则发热，是指人迎气口而言。然多有阴虚发热之脉，动于尺内者，阳虚自汗之脉。动于寸口者，所谓虚者则动，邪之所凑，其气必虚也）。

牢（脉沉而坚实，守而不移也。阴中阳也，为胃气竭绝，精血遗亡，而气独守之候也。为里实表虚，胸中气结，劳伤痿极，男子遗精，女子半产漏下。若中风而见牢脉，为阴虚而风劲。病湿而见牢脉，为土亢而风木相乘，皆谓无胃气。经曰脉不往来者死，其斯之谓也）。

促（脉来数疾，时忽一止也。阳也，为阳独盛而阴不能和之也。为气结，为痈疽，为肩背痛，为狂为怒，为瘀血发斑，为气为血，为饮为食，为痰，此皆阳邪内陷之象，见之多难治）。

结（脉来缓，时忽一止也，或二动而止，或三动而止，无常数也。阴也，为阴独盛而阳不能入之也。为癥结，为寒气，为七情抑郁。浮而结，为寒邪滞经。沉而结，为积气在内，为气为血，为饮为食为痰，此皆阴邪固结之象，则近死可知矣）。

代（更替也。脉来五动一止，不能自还，须臾复来，依前五动，至数有常，并无增减。亦有七动一止，良久复来而仍如前数者，皆由元气不续故也。若在病后，或风家、心腹痛家、伤寒心悸家、跌打闷乱家、霍乱家、娠身家而见此，则未可遽谓之死候。若不因病而其人羸瘦，或他病而见代脉者，乃一脏已经无气，故求他脏以代续之，斯则必死无疑矣）。

散（分离也，涣而不聚也。有表无里，至数不齐，来去不明，漫无根蒂，为血亡而气欲去也。为肾败，为虚阳不敛，为心气不足，为卫气散漫，皆非佳兆也。戴同父先生云：心脉浮大而散，肺脉短涩而散，平脉也。心脉软散为怔忡，肺脉软散为汗出，肝脉软散为溢饮，脾脉软散为胫踹肿，皆病脉也。肾脉软，散者死。其诸病脉代散交见者，皆死脉也）。

毛（脉来浮涩，类羽毛也。为病与涩脉同）。

钩（脉来数大而软，按之指下委曲旁出也。昔人以洪为夏脉，《内经》以钩为夏脉，遂有钩即是洪之说。然痰食瘀积，阻碍脉道，关部常屈曲而出，此与夏脉之微钩者，似同而实不类也）。

石（阳至而绝，肾之危脉也。水绝不能济火，故有此脉也。张石顽先生云：实即是石，愊愊如弹石状，为肾绝之兆矣）。

溜（脉来如水之溜阴阳和平，无相胜负，其即滑而清之谓乎）。

疾（呼吸之间，脉七八动也。有阴阳、寒热、真假之异。如疾而按之益坚，乃亢阳无制，真阴垂绝之候。若疾而按之不鼓，又为阴邪暴疟，虚阳发露之征。然亦有热毒入于阴分而为阴毒者，脉必疾盛有力；不似阴寒之毒，脉虽疾而弦细乏力也。疾者，数之甚也。或谓躁，或谓驶，皆热极也）。

革（脉弦大而数，浮取强直，重按中空，如鼓皮之状也。婴宁先生云：革乃虚革之象，虽失常度，而按之中空，未为真藏也。仲景曰：革脉为虚寒相搏，男子为亡血失精，妇人为半产漏下。《脉经》云：三部脉革，长病得之死，卒病得之生。时珍曰：此即芤弦二脉相合，故均主失血之候。诸家脉书皆以为牢脉，故或有革无牢，有牢无革，混淆不辨，不知革浮牢沉，革虚牢实，形证迥殊也。程钟龄先生云：革脉者，浮而坚急，为精血少也）。

细（脉小于微而常有，细直而软，若丝线之应指也。张石顽先生云：细脉者往来如发，指下显然，不似微脉之微强模糊也。为阳气衰弱之候。尺寸沉细为太阴受病，沉细而数为少阴病，不可发汗也。《素问》谓之小。《脉经》有细无小，为血少气衰。凡忧劳过度及吐血衄血之人，得细脉为顺，他病见之则逆也）。

　　清（脉来轻清缓滑，流利有神也。为气血平调之象。在左主清贵仁慈，在右主富厚安闲。在寸主聪慧，在尺为寿征。若寸关俱清而尺中蹇涩，或偏大偏小者，主晚景不佳及艰子嗣也）。

　　浊（脉来重浊洪盛，腾涌满指，浮沉滑实有力也。为禀赋昏浊之象。左主汗下，右主庸愚。若重浊中有种滑利之象，主家道富饶。浊而兼得蹇涩之状，或偏盛偏衰者，不能享安康，又主夭枉。似重浊，而按之和缓，此浊中兼清，外圆内方之应也）。

死　脉

　　涌泉（一名沸釜。脉在筋骨间，如泉之涌涌而出，此太阳气予不足也）。

　　浮合（脉来后至者，反凌乎前，如浮波之合，此经气不足也）。

　　弹石（脉在筋骨间，辟辟然而至，如石之弹指也）。

　　雀啄（脉连来三五下，坚而且锐，如鸟之啄食也）。

　　屋漏（脉来良久一滴，溅起而无力也）。

　　解索（脉来如乱绳初解之状，涣散之意也）。

　　鱼翔（脉来浮，中间忽一沉，如鱼之出没也）。

虾游（脉来沉，中间忽一浮，如虾之跳跃也）。

偃刀（一名循刃。脉来一丝，坚劲如循锋刃之芒，此五脏蕴郁寒热独并于肾也）。

转豆（一名泥丸。脉来形大，且短且坚而且涩，此胃精予不足也）。

火新（脉来如火之初然，随起随灭，此心精之予夺也）。

散叶（脉来如叶之散落无常，此肝气之予虚也）。

省客（脉来如省间旋去之客，此肾气予不足也）。

交漆（脉来左右旁至，如绞漆之袅袅相交而下，此太阳气予不足也）。

横格（脉来横阻，如木拒格于指下，此胆气予不足也）。

弦缕（亦名偃刀。脉来细而直，此胞精予不足也）。

委土（脉来顽而虚，如委颓之土状，此肌气予不足也）。

悬痈（脉来如悬赘之痈，丸丸左右相弹而根不移，此十二俞之予不足也）。

如丸（脉来滑不直，手按之而不可得，此大肠气予不足也）。

如舂（脉来极洪极实，如杵之捣舂也）。

如喘（脉来如喘人之息，有出而无入，此肾气不能下守也）。

霹雳（脉来静时忽鼓指数下而去，如霹雳之轰空也）。

关格（人迎四盛以上为格阳，气口四盛以上为关阴）。

覆溢（亦名关格。脉来洪滑，陷入尺中，谓覆；脉来冲逆上入于鱼际，谓溢也）。

心脉（前曲后踞，如操带钩者死）。

肝脉（坚劲如新张弓弦，又如循刃者死）。

脾脉（坚锐如鸟之啄，如鸟之距，如屋之漏，如水之流，介然不鼓者死）。

肺脉（如草之浮于水面，如风之吹柳絮者死）。

肾脉（发如解索，辟辟如弹石者死）。

妇人脉法

妇人尺脉常盛，而右手脉大，皆其常也（妇人之脉，常随肝肾而行，故以左尺为命门。其病惟经候胎产异于男子，他则无所殊也）。或肾脉微涩与浮，或肝脉沉急，或尺脉滑而断续不匀，皆经闭不调之候也。

妇人尺脉微迟为居经，月事三月一下，血气不足故也。

妇人三部脉浮沉正等，无他病而经停者，孕也。尺大而旺，亦为妊子（左尺洪大滑实为男，右尺洪大滑实为女。妇人手少阴脉动甚者，妊子也。寸为阳位，若见动滑则为血充而显阳象，左叶熊黑，右应鸾凤，可预卜而无疑者也）。

体弱之妇，尺内按之不绝，便是妊子。月断病多，六脉不病，亦为有孕。所以然者，体弱而脉难显也（《脉经》曰：三部浮沉正等，按之无绝者，妊娠也。何尝拘于洪滑耶）。阴搏阳别，谓之有子。搏伏而鼓也。阴搏者，尺中之阴搏也，是阴中有别阳，故谓有子（阴搏阳别者，言尺内阴脉搏指，与寸口阳脉迥别，其中有阳也）。尺数而旺无他病，而不月者，亦妊子也。脉平而虚者，乳子也。

　　妇人初妊时，寸微尺数，按之散者三月也，不散者五月也（《脉经》曰：左手沉实，猥生二男。左右手俱浮大，猥生二女也）。妊身七八月，脉实牢强大者吉，沉细者难产而死也（妊娠之脉，宜实大有力，忌沉细弦急虚涩）。经断有躯，其脉弦者，后必大下，不成胎也（然有因病脉弦，又当以保胎为务，气旺则弦自退矣）。新产伤阴，出血不止，尺脉不能上关者死（产后之脉，宜沉小微弱，忌急实洪数不调）。新产中风热病，脉宜浮弱和缓，忌小急悬绝（手足温则生，冷则死）。

　　妇人阴阳俱盛曰双躯。若少阴微紧者，血即凝浊，经养不周，胎则偏夭，其一独死，其一独生，不去其死，害母失胎。

　　妇人得革脉曰半产漏下（脉宜细小流连，最忌急实断绝不匀），得离经之脉曰产期（临产脉宜滑数，离经最忌虚迟弦细短涩）。离经者，离乎经常之脉也（胎动于中则脉乱于外，势所必然也）。脉牢革者，更非所宜。妇人带下脉浮，恶寒漏下者不治（崩漏不止者，脉宜细小芤迟，忌虚涩数实）。

妇人尺脉微弱而涩，小腹冷而恶寒，年少得之为无子，年大得之为绝产（因病而脉涩者，孕多难保）。心脉虚大弦数者，皆内崩而血下（谓之阴虚阳搏）。若消瘦不月者，二阳之病发于心脾也。

妊身外感风邪，脉宜缓滑流利，最忌虚涩躁急（虚涩则不固，躁急则热盛伤胎，多难治也）。

胎前下利，脉宜滑小，不宜洪数（洪数则防其胎堕，堕后七日多凶。治疗之法，攻积必死，兜涩亦死。急宜伏龙肝汤煎温养脾胃药，间有得生者也）。

妇人经水三月不来，脉得两寸浮大，两关滑利，两尺滑实而带数，此有胎也（若有形而不动，或当脐下翕翕微动，如抱瓮之状，按之冰冷，或两尺乍大乍小，乍有乍无，或浮或沉，或动或止，早暮不同，乃鬼胎也，须诊视二三日乃见。宜补气活血，温养脾胃，则经水自通矣）。若脉来疾如风雨乱点，忽然而去，久之复来如初者，是夜叉胎也（亦有左关之脉指下见两歧，而产夜叉者，总与寻常脉不类也）。

妊娠脉弱，气血虚也，须防胎堕（急宜补气养血）。脉来弦急，是火盛也，亦须防堕（急宜凉血）。脉来沉细弦急，憎寒壮热，唇口青黑，是胎损也（当问胎动否，若不动反觉上抢心闷绝，按之冰冷者，当作死胎治之）。妇人崩漏胎产久病

（脉来总以迟小滑缓为顺，急疾数大者逆）。

妇女伤寒热病，须问经事若何（百病皆然，非止此也）。产后须问恶露多寡，色淡色浓，及少腹中有无结块，此大法也。

幼孩脉法

三岁以上看虎口三关（即食指之三节），初为风关（即近掌第一节），次为气关（中节），末为命关（指之上节，即指甲内）。男左女右为则（纹色紫曰热，红曰伤寒，青曰惊风，白曰麻，淡黄淡红曰无病，黑色者危。在风关为轻，气关为重，命关为危。三关多乱纹，为内钓腹痛，气不和也。纹直而细者，为虚寒少气，多难愈。纹粗而色显者，为邪干正气，多易治。纹中有断续如流珠者，为有宿食。纹自外向里者、为风寒。纹自内向外者、为食积。岐伯曰：阴络之色应其经，阳络之色变无常，随四时而行也。寒多则凝泣，凝泣则青黑。热多则淖泽，淖泽则黄赤，此皆常也）。

三岁以上，乃以一指取寸关尺三部，脉常以六至为率（七至亦不为病）。加则为热，减则为寒，皆如大人诊法也（浮弦为乳痫，弦紧为风痫，虚涩为慢惊，沉弦为腹痛，弦实为气不和，牢实为便秘，沉细为冷乳不消，沉滑为宿食不化。或小或大，或沉或细，皆为宿食停滞。浮大为伤风，伏结为物为疳劳，沉数为骨蒸有热也）。婴儿病赤瓣飧泄，脉小手足寒难已，脉小手足温易已。小儿脉乱，身热汗出不食，食即吐（上唇有珠状者），多为变蒸。

小儿四末独冷，股栗恶寒，面赤气泅，涕泪交至，必为痘疹（或见其腮赤目赤，呵欠烦闷，乍凉乍热，及耳舌有红丝纹缕，脉来数盛者，皆痘疹之候也）。

诸病宜忌脉 （附张石顽先生诸脉顺逆）

中风（宜浮迟，忌急实数大）。

中风口噤（缓弱为顺，急实大数为逆）。

中风不仁，痿躄不遂（虚软缓为顺，坚急疾为逆）。

中风遗尿盗汗（缓弱为顺，数盛为逆）。

中风便尿阻涩（滑实为顺，虚涩为逆）。

中恶（宜浮缓，忌坚数浮大）。

中恶腹满（紧细数滑为顺，虚大急数为逆）。

中毒（宜洪大而迟，忌细微。浮大数疾为顺，微细虚涩为逆）。

伤寒未得汗（宜阳脉，忌阴脉。浮大为阳易已，沉小为阴难已）。

伤寒已得汗（宜阴脉洪大，宜阳脉沉细。沉小安静为顺，浮大躁疾为逆）。

中寒猝倒（沉伏为顺，虚大为逆）。

温病未得汗（宜阳脉，忌阴脉。数盛有力为顺，细小无力为逆）。

温病得汗后（沉小安静者生，盛躁不衰者死）。

温毒发斑，谵语发狂（脉实便秘为顺，脉虚便滑为逆）。

温病（斑色紫黑，如果实之靥，虽便秘能食，便通即逝，狂妄躁渴，昏不知人，下后呃逆者，阳去入阴者死）。

时行疫疠（数盛滑利为顺，沉细虚涩为逆）。

大头天行（数盛滑利为顺，沉细虚涩为逆。凡时行疫疠及大头天行，皆由湿土之邪内伏，故左手脉多弦小，右手脉多数盛。总宜辛凉内夺为正，切忌辛热外散，尤忌发表。若脉阴阳俱紧，头痛身热而下利足冷者必死）。

咳嗽初起（宜浮软，忌坚急弦小。浮软和滑为顺，沉细数坚为逆）。

久嗽（缓弱为顺，弦急实大为逆）。

劳咳骨蒸（虚小缓弱为顺，坚大涩数为逆，最忌弦细数疾）。

腹胀（宜浮大，忌沉小。关部浮大软滑为顺，虚小短涩为逆）。

鼓胀（滑实流利为顺，虚短微涩为逆）。

下痢初起（宜沉细，忌浮，大）。

下痢发热（宜浮忌数）。

下痢兼积（宜实大软滑，忌虚弱）。

久痢（沉细和滑为顺，浮大弦急为逆。沉小细弱，按之无神者不治）。

癫疾（宜实大，忌沉细虚。滑大为顺，涩小为逆，坚急而小者不治）。

狂疾（大实为顺，沉涩为逆）。

消渴（宜数大，忌虚小。数大软滑沉为顺，细小浮短坚实为逆）。

水肿（宜浮大，忌沉细。浮大软弱为顺，涩细虚小为逆。沉细滑利虽危可救，虚小散涩者不治）。

上气喘咳（宜伏匿，忌坚强。软弱缓滑为顺，涩数坚大为逆。坚则无胃气也，如泻者不治）。

喘急（宜浮滑，忌短涩。手足温者为顺，手足冷者为逆。涩则无胃气也，脉数者不治）。

霍乱（宜浮洪，忌微迟。脉实病在中，脉虚病在外，脉涩皆所忌也。霍乱脉伏，为冷食停滞，胃气不行，不可便断为逆，惟搏大者难治。既吐且利，不宜复见实大也。霍乱止而脉代，为元气暴虚，不能接续，不可便以为逆，厥冷迟微者难治，阳气本衰，加以暴脱，非温补不能救也）。

腹痛（宜虚小迟，忌坚大疾）。

心腹痛不得息（宜沉细，忌浮大弦长。沉细迟小为顺，弦长坚实为逆）。

心腹积聚（实强和滑为顺，虚弱沉涩为逆）。

心痛（宜浮滑，忌短涩）。

癥积（宜沉实，忌虚弱）。

脱血（宜阴脉，忌阳脉。程钟龄先生云：便血有肠风有脏毒，有热有寒，尿血有心气热者，有肝气热者，俱宜详晰，分别施治，不可概论）。

金创失血过多（宜细微，忌紧数。虚微细小为顺，数盛急实为逆。阴脉不能至阳者死）。

跌堕腹胀畜血（宜坚强，忌小弱。弦大可攻为顺，沉涩为逆）。

痿痹（宜虚软，忌紧急。虚涩为顺，紧急为逆）。

虫食病（宜虚小，忌紧急）。

唾血（宜沉弱，忌实大。芤小而弱为顺，弦急实大为逆）。

鼻衄（宜沉细，忌浮大。沉滑微小为顺，实大坚疾为逆）。

吐血（宜沉小，忌实大。沉小为顺，坚强为逆）。

吐血咳逆上气（芤软为顺，细数为逆。弦劲者为不治。阴血既亡，阳无所附，故脉来芤软。若细数则阴虚火炎，加以身热不得卧，不久必死。弦劲为胃气之竭，亦无生理也）。

肠澼下脓血（宜浮小沉涩，忌数疾坚大。身热者死）。

泄泻（宜小，忌大。微小为顺，急疾数大为逆）。

肠澼下白沫（脉沉则生，脉浮则死。初病而兼表邪，常有发热脉浮，可用建中而愈，与病久不同也）。

破伤发热头痛（浮大滑为顺，沉小涩为逆）。

内伤（宜弦紧，忌小弱。内伤劳倦，气口虚大者为气虚，弦细而涩者为血虚。若躁疾坚搏汗出发热不止者死，以里虚不宜复见表气之开泄也。内伤饮食，脉来滑盛有力者，为宿食停胃。涩伏模糊者，为寒冷伤脾，非温消不能克应也）。

中暑自汗喘乏，腹满遗尿（虚弱为顺，躁疾为逆）。

中暍（热也）猝倒（微弱为顺，散大为逆）。

气厥食厥，痰厥蛔厥（皆以小弱为顺，数盛为逆。凡气食痰蛔等厥，为气道壅遏所致，皆由真阳素亏而然，故脉总以细小流连为顺，数实坚大为逆。至于散大而涩，尤非所宜也）。

热病脉尚盛躁，而不得汗者死（此阳脉之极也）。脉盛躁，得汗静者生。热病已得汗，脉尚盛躁者死（此阴脉之极也）。得汗而脉静者生。热病汗下后，脉不衰，反躁疾者死（此名阴阳交也）。

噎膈呕吐（咸以浮滑大便润者为顺，此痰气阻逆，胃气未艾也。弦数紧涩，涎如鸡蛋清，大便燥结者为逆，此气血枯竭，痰火蕴结也）。

肺痿（虚数为顺，短涩为逆，数大而实者不治）。

肺痈初起（微数为顺，洪大为逆）。

肺痈已溃（缓滑为顺，短涩为逆。气病而见短涩之脉，气血交败，安能望其生乎）。

汗出若衄（沉滑细小为顺，实大坚疾为逆）。

淋闭（滑疾者易已，涩小者难已）。

消疸病久（实大者可治，坚小者难愈）。

痈疽初起（微数缓滑为顺，沉涩坚劲为逆）。

痈疽未溃（洪大为顺，虚涩为逆）。

痈疽溃后（虚迟为顺，数实为逆）。

肠痈（软滑微数为顺，沉细虚涩为逆。凡病疮，脉弦强小急，腰脊强瘈疭，皆不可治。溃后被风多此）。

痉病（浮弦为顺，沉紧为逆。若牢细坚劲搏指者不治）。

《医学辑要》卷二终

医学辑要　卷三

山阴吴烽小珊氏编

绍兴裘庆元吉生校刊

经脉心传

肺手太阴之脉

（附脊第八椎，自上陶道穴起，至下腰俞穴止，计二十一椎）

邪在气则病胸中胀满而喘咳（肺宜温润，燥则病，寒亦病。咳者，有声而无痰也），或胸中痛，或缺盆中痛，甚则两手麻木不仁。

邪在血则咳，或上气喘渴，心烦胸满，或肩臂前廉痛。

气有余则喘渴，或胸盈仰息，或肩背痛。如风寒在表则汗出，如中风则小便数而少。

气不足则肩背恶寒，或少气不足以息，小便色黄赤。

气绝则皮毛焦，爪枯毛折。

肺属金，病则色白，好哭喜辛，流涕，多虑多忧。所主者气，所藏者魄，所恶者燥。

上应于鼻，外应于皮毛。

（白而淖泽，肺胃之充也。肥白而按之绵软，气虚有痰也。白而消瘦，爪甲鲜赤，气虚有火也。白而夭然不泽，爪甲色淡，肺胃虚寒也。白而微青，或臂多青筋，气虚不能统血也。白而爪甲色青，则为阴寒之证。白为气虚之象，纵有失血发热，皆为虚火，断无实热之理也）。

补药（人参、五味子、山药、百部、阿胶、黄芪、麦门冬、紫菀、茯苓）。

泻药（防风、桑白皮、葶苈、泽泻、紫苏子、枳壳）。

温药（木香、款冬花、生姜、干姜、白豆蔻）。

凉药（玄参、北沙参、贝母、天门冬、山栀、枯芩、瓜蒌仁、桔梗、马兜铃、人尿）。

引经药（葱白、升麻、白芷）。

大肠手阳明之脉

（上口即小肠之下口也，下接肛肠为肛门，谷道即后阴是也）

邪干气则齿痛恶热饮，或颊肿。

邪干血则目黄口干，或鼻衄，或喉痹而能言，或腹中雷鸣切痛，感寒则泻，气常冲胸，或日间发疟而渴，或肩前痛，食指不仁。

气有余则当脉所经之处皆热肿（手阳明脉起于大指次指之端，出合谷两骨之间，上入两肋之中，循臂上廉入肘外廉，上肩脚外前廉，出肩前两间骨之前廉，上柱骨之会上、下入缺盆），皮肤坚肿而不痛。

气不足则寒栗不复，或背肘臂外痛。

补药（牡蛎粉、诃黎勒、龙骨、粟壳、肉豆蔻、五倍子、莲子）。

泻药（大黄、枳壳、桃仁、石斛、芒硝、槟榔、麻仁）。

温药（干姜、吴茱萸、肉桂）。

凉药（槐花、条芩）。

引经药（葛根、白芷、升麻、石膏）。

胃足阳明之脉（下口即小肠上口也）

邪干气则漉漉振寒，或伸欠颜黑（土胜水也），或恶见人，或恶见火（胃实则热，热则恶火），或闻木音则惊（土恶木邪故惊），或心欲动而喜闭户塞牖独处，甚则欲上高而歌，弃衣而走（阳盛则四肢实，实则能登高也），或腹胀肠鸣（火盛与水相激，故激搏有声也），或詈骂不避亲疏（上热郁蒸于心胸故神明乱也）。

邪干血则间日发疟而不渴，或湿淫，或阴痿，或足废（冲督带三脉皆聚阳明，而阳明主润宗筋，主束骨而利机关也），或汗出鼻衄，或唇攒聚，舌难言，甚则不能言，或面肿齿痛，恶冷饮，或口喎（口不正也）唇肿，或面痛唇痛，或颈肿喉痹不通言（与手阳明能言者别），或腹大水肿或膝膑肿痛，或膺窗穴、乳中穴、气冲穴、股骭外廉、足跗上皆痛，或食指不用，或腹肉胀胃脘当脐痛，或两胁隔塞，不能饮，食不下。如胃中不和，则不能正偃，腹鸣身重难行。若胃热则宗气喘急（胃之大络，由虚里出左乳下，其动应衣，宗气泄也）。

气有余则身以前皆热，善饥消谷，小便色黄（此阳明实热也）。

气不足则身以前皆寒栗，如胃中寒则胀满（此阳明虚寒也）。

补药（白术、莲子、芡实、陈皮、扁豆、黄芪、山药、半夏、百合、苍术）。

泻药（大黄、枳实、朴硝）。

温药（藿香、丁香、木香、吴茱萸、豆蔻、厚朴、良姜、干姜、生姜、肉豆蔻、白豆蔻、香附、益智仁、胡椒）。

凉药（玄明粉、黄连、石膏、葛根、连翘、滑石、天花粉、黄芩、石斛、升麻、山栀、竹茹、知母)。

引经药(升麻、白芷、葛根、石膏)。

脾足太阴之脉

邪在气则病舌本强,食则呕(脾气暖则食易消,寒则不能化物,故呕。呕者,有声有物也)。或胃脘痛,腹胀善餲(阴盛则气滞,故食败气逆人也。餲,于戒切,音饻)。得屁则快然如衰(气下泄则腹松动,但觉倦怠耳),身体沉重。

邪在血则病舌痛,或烦心,心下急痛,或寒疟癥瘕或大便溏泄,或水闭黄疸,不能卧(水气逆满则伤气也),或善饥善味,或阴痿足不收,行善瘈(曲也),强立股膝肿,大指不用。寒甚则厥,腹响便溲难,心痛引背不得息。气有余则腹胀,小便不利,身尽痛。

气不足则四肢不用,五脏安安,百节皆纵,腹大肠鸣,飧泄面黄,不嗜食,食则不化,怠惰嗜卧,九窍不通,身体不能动摇,当脐上下左右动气。

气绝则脉不营肌肉舌萎,人中满唇反。

脾属土,病则色黄好歌,喜甘流涎多,思多疑。所主者肌肉,所藏者意智,所恶者湿,上应于唇口,外应于四肢。

(黄而肥盛,胃中有痰湿也。黄而枯癯,胃中有火也。黄而色淡,胃气虚也。黄而色黯,津液久耗也。黄为中央土色,其虚实寒热之机，当以饮食便溺消息之也）。

补药（人参、白术、苍术、甘草、芡实、黄芪、山药、陈皮、莲子、扁豆）。

泻药（枳实、青皮、石膏）。

温药（丁香、藿香、胡椒、吴茱萸、附子、官桂、良姜）。

凉药（石膏、元胡粉）。

引经药（升麻、白芍）。

心手少阴之脉（附脊第五椎）

邪在气则病嗌干心痛，渴而欲饮（心火炎则液耗，故渴而欲饮也）。或善笑善忘，或眩仆烦心，或善惊不寐。

邪在血则病目黄，或膺背肩胁满痛，或肩胛臂内后廉痛，或厥或掌中热而哕（之劣切，义阙，出《难经》）。或浸淫疮疡，或舌干焦口苦，或消渴舌破，或心胸间汗。

气有余则笑不休。

气不足则悲，或胸腹大，胁下与腰相引而痛。

气绝则脉不通，血不流，髦色不泽，面黑如漆。

心属火，病则色赤好言，喜苦，出汗多笑。所主者血脉，所藏者神，所恶者热，上应于舌并神色，外应于掌。

赤而腘（巨陨切，音窘，脂聚之貌也）坚，营血之充也。

深赤色坚，素禀多火也。微赤而鲜，气虚有火也。赤而索泽，血虚火旺也。赤为火炎之色，只虑津枯血竭，亦无虚寒之患。大抵火形之人从未有，肥盛多湿者即有痰嗽，亦燥气耳。

补药（枣仁、远志、麦门冬、山药、当归、天竺黄）。

泻药（贝母、元胡索、木香、黄连）。

温药（丁香、石菖蒲）。

凉药（竹叶、牛黄、朱砂、连翘、犀角）。

引经药（独活、细辛）。

小肠手太阳之脉（下口即大肠上口也）

邪干气则嗌痛颌肿，颈侧痛不可以顾，肩似拔，肩臑似折。

邪干血则耳聋目黄，或颊肿鼻衄（滴而不流），或颈颔肩臑肘臂外后廉皆痛。

气不足则小腹控阴丸引腰脊，上冲心而痛。

补药（牡蛎粉、钗石斛）。

泻药（荔枝核、紫苏、细木通、葱白）。

温药（小茴香、乌药、大茴香）。

凉药（天花粉、黄芩）。

引经药（藁本、羌活、黄柏）。

膀胱足太阳之脉（上系小肠，下联前阴）

邪干气则头痛目似脱，项后痛不可俯仰，或脊痛腰似折，或股不可以曲，腘如结，踹如裂（腘，古伯切，曲脚中也。踹，而充切，足跟也）。

邪干血虚则痔，盛则疟，或狂或癫（狂者发作刚暴，詈哭不避亲疏，甚则登高而歌，弃衣而走，逾垣上屋。癫者或笑或泣，如醉如梦，言语无序，秽洁不知），或头囟项痛，或目黄泪出，或鼻塞流血。或小腹偏肿而痛，以手按之，欲小便而不得。胞痹，小腹按之内痛，若沃以汤，涩于小便，上为清涕。膀胱不利为癃，不约为遗尿，项背腰尻腘踹脚皆痛，小指不用。

补药（石菖蒲、龙骨、续断、益智仁、橘核）。

泻药（芒硝、白泽泻、滑石、车前子）。

温药（茴香、乌药）。

凉药（生地黄、黄柏、甘草梢）。

引经药（藁本、羌活、黄柏）。

肾足少阴之脉

（附脊第十四椎，命门穴之左右，与前脐神阙穴平直相对。左者直上入肺，而循喉挟舌；右者直行脐腹，而上络于心包）

邪在气则病饥不欲食（阴火上乘，虽饥不欲食也），面如黑漆（肾水枯也），或咳唾则有血（真阴亏损，而延及其母也），或喝喝（于介切，嘶声也）而喘（肾水不能上通于肺故也），或口干咯血，坐立不安（阴虚阳扰不能静也），或目䀮䀮（呼光切，不明也）如无所见（肾虚则瞳神昏眩。瞳神者，骨之精也），或心如悬若饥状（心肾不交则精神离散，故心如悬；阴虚则内馁，故常若饥状也）。

邪在血则病耳鸣，或遗泄，口热舌干，咽肿上气，嗌干而痛（厥气走而不能言，手足清，大便自利，口热如胶），或烦心，心痛引腰脊，欲得呕，或黄疸额黑，或肠澼（寒则利清谷，热则便脓血，盖肾开窍于二阴也），或脊痛，或股内后廉痛，痿厥嗜卧，泄利下重，足下热痛，小腹急痛，腰下冷痛，或自言腹胀满而实不满，或胫肿烦扰冤热，或骨痿不能起，侠胁两旁虚软处清（即䏚中，季胁下也），或指青黑，意不乐，四肢不收，身重寝则汗出，恶风。气不足则善恐，心惕惕如人将捕之（肾藏精，伤则阳气虚衰，故善恐）。气绝则肉软却（退也），齿长面垢，发无泽。

肾属水，病则色黑，好呻喜咸，多唾，多恐多惊。所主者骨，所藏者精与志，所恶者寒，上应于耳发，外应于腰背。

（黑而肥泽，骨髓之充也。黑而瘦削，阴火内炽也。苍黑为下焦气旺，虽犯客寒，亦必蕴为邪热，绝无虚寒之候也）。

补药（芡实、龙骨、龟板、锁阳、牡蛎、桑螵蛸、地黄、虎骨、杜仲、山药、牛膝、枸杞子、五味子、山茱萸）。

泻药（泽泻、知母）。

温药（附子、鹿茸、补骨脂、肉桂、沉香、膃肭脐）。

凉药（黄柏、牡丹皮、知母、地骨皮）。

引经药（独活、肉桂）。

心包络手厥阴之脉

（男子右尺，半表半里，其表即三焦，里即命门也。女子以左尺为心包络，与男子脉不同惟此耳）

邪干气则手心热，臂肘挛急腋肿，甚则胸胁支满，心中憺憺（从滥切，动也）大动，面赤目黄，喜笑不休。

邪干血则烦心，或心痛引腋胁，而欲得咳，掌中热（心系有二，一则上与肺通，为心包络之系；一则下络小肠，为周身血脉之总司。凡诸邪之在心者，皆心包络受之。盖心为君主，莫敢犯之也。心包络诸脉虽属于心，而行太阴肺部；而脉之运动皆由包络之火也）。

主治俱见手少阴。

三焦手少阳之脉

（上焦如雾，在心下，下鬲居胃上口，主纳而不出也。

鬲，肓也，在心脾之间也，塞也，管上下使气与谷不相乱也。中焦如沤，在胃中脘，不上不下，主腐熟水谷者也。胃之受水谷者曰脘，脐上五寸为上脘，脐上四寸即胃之幕，为中脘，脐上二寸当胃下口为下脘也。下焦如渎，在膀胱上口，主出而不纳，以传道也。三焦有象无质，即上中下三部脏腑空处是也，乃水谷之道路，气之所终始也）。

邪干气则耳聋，浑浑焞焞而痛，或嗌肿喉痹（三焦之气通于喉，喉不和则痹肿矣），往来寒热。

邪干血则汗出，或目锐眦痛，或颊痛，耳鸣，颈颔肩臑肘臂外皆痛，小指次指（无名指也）不用，或腹气满，小腹坚，不得小便，溢则水留，即为胀。

补药（黄芪、益智仁、甘草）。

泻药（泽泻）。

温药（附子）。

凉药（煅石膏、地骨皮）。

引经药（柴胡、川芎、青皮）。

胆足少阳之脉（在肝之短叶间）

邪干气则口苦（胆病则液泄，故口苦），或呕宿汁，善太息（胆郁则气不舒，故善太息），或惊惕，心下憺憺，恐人将捕之（寒涎渍沃致然），或嗌中介介然数唾，或心胁痛不能转侧（足少阳之别贯心循胁，故病则不能转侧），或耳无所闻。甚则面色枯槁，体无膏泽，或足外反热，是为阳厥。

邪干血则头角颔痛，目锐眦痛，或缺盆中肿痛，腋下肿，或马刀挟瘿（肉色不变为肉瘿，筋脉现露为筋瘿，筋脉交络为血瘿，忧恼消长为气瘿，坚硬不移为石瘿也），或汗出振寒疟（胆居表里之半，阴胜则振寒，阳胜则汗出，故疟），或胸胁膝胫踝前诸节皆痛，小指次指不用。

气绝则耳聋，百节尽纵，目系绝。

补药（龙胆草、木通）。

泻药（青皮、柴胡）。

温药（半夏、生姜、陈皮、川芎）。

凉药（黄连、竹茹）。

引经药（川芎、柴胡、青皮）。

肝足厥阴之脉

（附脊第九椎，左三叶，右四叶）

邪在气则病闭目不欲见人，腰痛（痛上觉热）不可以俯仰，丈夫癫疝（阴器连少腹急痛也），妇人少腹肿。甚则咽干面尘脱色，淅淅时寒热，两胁下痛引少腹，上下无常处，或淋溲便难，或胁痛支满，手足青，面青唇黑。

邪在血则病胸满，呕逆作酸，或飧泄，或狐疝（卧则入腹，立则出腹），或遗尿，或癃闭，或颊肿喉痹，吐脓血，或吐血下血，暴涌不止，或瘛疭恶风，或浑身酸麻疼痛，四肢满闷，筋痿不能起立，或阴缩两筋急，或转筋足逆冷，或胫酸阴痒。

气有余则善怒，忽忽，或眩冒而巅顶痛。

气逆则头痛耳聋，目赤肿痛。

气不足则目䀮䀮无所见，耳无所闻，善恐如人将捕之（肝虚则神魂不宁，故善恐）。

气绝则筋急，引舌与卵，唇青。

肝属木，病则色苍（青也），好呼喜酸，多泣多怒。所主者筋，所藏者血与魂，所恶者风，上应于眼，外应于爪甲。

（苍者而理粗，筋骨劳勦也。苍而枯槁，营血之涸也）。

补药（木瓜、薏苡仁、阿胶、酸枣仁）。

泻药（青皮、柴胡、芍药、青黛）。

温药（木香、吴茱萸、肉桂）。

凉药（甘菊花、龙胆草、车前子、胡黄连）。

引经药（川芎、柴胡、青皮）。

奇经八脉

督脉起于下极之俞（音输），并于脊里，上至风府（顶中央之脉督脉也，名曰风府），入属于脑，阳脉之海也（下极，前后两阴之间也）。

病则少腹上冲心而痛，不得前后，为冲疝（气上冲心，二便不通也）。其女子不孕，癃痔遗尿，嗌干，猝口噤，背反张，瘈疭，腰背强痛，不得俯仰，脊强反折及痛，头重不举，大人癫疾，小儿风痫。其脉直上直下而中央浮，或尺寸俱强直而浮者，督脉也。

任脉起于中极之下，以上毛际，循腹里，上关元至咽喉，上颐循面，入目络舌，阴脉之海也（中极，脐下四寸也）。

病则少腹绕脐引阴中切痛（入房太过，冲督任受伤多此也），男子内结七疝，女子带下瘕聚，月事不以时下，腹皮急，腹中有气如指上抢心，不得俯仰拘急（志欲不遂，阴火上乘故也）。其脉横寸口边，丸丸紧细而长，或弦出寸口，上鱼际而丸滑者，任脉也。

冲脉起于少腹之内胞中，为血之海，又为诸脉经络之海也。

病则逆气里急，上冲咽喉不得息，喘息有音，不得卧，腹中刺痛拘急，寒气客于冲脉则脉不通，故喘动应手，有寒痛，痛则上引胸中也。其脉直上直下而中央牢者，冲脉也。凡人两手脉浮之俱有阳，沉之俱有阴，阴阳皆盛，此冲督之脉也（冲主沉牢，督主浮革）。冲督为十二经之道路，冲督用事，则十二经不复朝于寸口，其人恍惚痴狂。

阳维起于诸阳之会（诸阳皆会于头），主持卫气也。

病则寒热（阳维为病在表，故苦寒热，而足太阳少阳始终联附，故二经为病皆寒热），腰痛，痛上怫然肿，又腰痛不可以咳，咳则筋缩，肌肉痹痒，皮肤痛，下部不仁，汗出而寒，羊痫倒仆（多发于日），手足相引，甚者不能言。若阳维不能维于阳则溶溶（缓纵貌也）不能自收持，其脉从尺外斜上至寸而浮者，阳维也。

阴维起于诸阴之交（诸阴皆交于胸），主持营血也。

病则心痛（阴维为病在里，故苦心痛。阴维虽交三阴，实与任脉同归，故心痛腹痛多属少阴，而兼阴维任脉也），胁满腰痛，甚则悲以恐，癫疾失音（多发于夜），肌肉痹痒，汗出恶风，身漉漉然。若阴维不能维于阴，则怅然失志。其脉从尺内斜上至寸而沉实，阴维也。

阳跷痛（苦交切）起于跟内。

病则缓纵不收，阴缓而阳急（阳跷脉急当从外踝以上急，内踝以上缓），腰背痛，羊痫倒仆（多发于日），恶风偏枯，痏（五还切，手足麻木也）痹体强，目开不得合。其脉寸口左右弹浮而细绵绵者，阳跷也。

阴跷起于然谷之后（然谷在足内踝前起大骨下之陷中）。

病则拘急不弛，阳缓而阴急（阴跷脉急当从内踝以上急，外踝以上缓），少腹痛里急，腰痛相引阴中，男子阴疝，女子漏下不止，癫疾寒热（多发于夜），皮肤湿痹，疯疼瘛疭，目闭不能开。其脉尺内左右弹沉而细绵绵者，阴跷也。

带脉起于季胁（即胁中也，在京门穴之下），围身一周如束带然（冲督任三脉同起而异行，一源而三歧，皆络于带脉）。

病则腹满，腰溶溶若坐水中，腰腹纵如囊水状，妇人腰痛，少腹痛，里急瘛疭，牵引季肋下空软处，月事不调，赤白带下。其脉中部（即两关也）左右弹而横滑者，带脉也。

跌阳、少阴脉说

跌阳一名冲阳（在脚背上去陷骨三寸脉动处，乃足阳明胃经之动脉也），少阴一名太溪（在足之内踝后跟骨上脉动处，乃足少阴肾经之动脉也）。此乃古诊法，不行久矣。设有危急之病，寸口脉不见者，诊此以决死生可也（若在平时，总不如以关脉为胃气，以尺脉为根之为愈也）。上焦营卫之所司，不能偏于轻重，故言寸口。两关主乎中焦，脾胃之所司，宜重在右，故言跌阳。两尺主乎下焦，宜重在左，故言少阴。

《医学辑要》卷三终

医学辑要　卷四

山阴吴烨小珊氏编

绍兴裘庆元吉生校刊

方　祖

桂枝汤　治风伤卫气，脉浮缓，发热自汗，营卫不和。

桂枝三钱　白芍三钱　甘草炙，二钱　生姜五片　大枣四枚，擘

上五味，水煎，温服。啜热稀粥一盏，以助药力。覆暖取微汗，效。不汗，少顷再服。

麻黄汤　治寒伤营气，脉浮，发热，无汗而喘。骨节痛。

麻黄三钱，去节　桂枝三钱　甘草炙，一钱　杏仁二十枚，泡去皮尖，碎

上四味，水煎，温服。暖覆取微汗，不须啜粥。以寒邪入伤营气，营气起于中焦，恐谷气反助邪热也。

续命汤 治中风痱，身体不能自收，并治但伏不得卧，咳逆上气，面目浮肿。

麻黄三钱　桂枝三钱　甘草炙，三钱　当归三钱　人参三钱 石膏三钱　干姜三钱　芎䓖一钱　杏仁三十枚，泡去皮尖，碎

上九味，水煎，温服。当薄覆脊，凭几坐，汗出则愈。不汗，更服。无所禁，勿当风。

升麻汤 治阳明经邪发热，及痘疹初起。

升麻一钱　葛根钱半　白芍钱半　甘草炙，八分

上四味，水煎，温服。升、葛为阳明经之向导，阳明专主肌肉，恐开泄太过，即以白芍敛护营血，甘草调和中气，所以解利本经邪热及时行痘疹，皆为专药。然在起胀后禁用（石顽）。

小柴胡汤 治少阳受邪，往来寒热，脉弦，胁痛而呕。

柴胡三钱　黄芩一钱　人参一钱　甘草炙，一钱　半夏二钱 生姜五片　大枣四枚，擘

水煎，去滓温服。治伤寒有五法：曰汗，曰吐，曰下，曰温，曰和，皆一定之法。而少阳例中，小柴胡汤专一和解表里。少阳为阴阳交界，邪传至此已渐向里，故用柴胡升发其邪，使从外解，即以人参挡截于中，不令内犯；更以半夏、黄芩清解在里之热痰；生姜、大枣并祛在表之邪气；又须甘草协辅参、柴，共襄匡正辟邪之功，真不易之法，无容拟议者也。

其方后加减，乃法中之法，定而不移。至于邪气犯本胆府受病，而加龙骨、牡蛎；丸药误下，而加芒硝；屡下不解，引邪入里，心下急，郁郁微烦，而用大柴胡，为法外之法，变通无定，不可思议者也。独怪世医用小柴胡，一概除去人参，且必加枳、桔耗气之品，此非法之法，习俗相承，匿于横议者也。何怪乎道艺日卑风斯日下哉（石顽）！

星香汤 治中风痰涎壅塞，不省人事，服热不得者。

南星三钱 木香五分 生姜十片

水煎，服无时。

术附汤 治寒湿体痛，自汗身寒。

白术一两 附子五钱

上二味，水煎，去滓放凉，分三服。

四逆汤 治阴寒脉沉，四肢厥冷，呕吐泄泻。

附子一枚，生用 干姜五钱 甘草六钱

上三味，水煎服，分温再服。

理中汤 治胸痹，心胸痞气，霍乱吐泻不渴，一切脾胃虚寒，呕吐清水，饮食不入，完谷不化。

干姜炮，五分 人参一钱 白术炒焦，一钱 甘草炙，五分

上四味，水煎，去滓温服。肠胃虚脱，完谷不化者，炼白蜜丸弹子大，沸汤研和滓，日三夜二服，名理中丸。

半夏泻心汤 治心下痞满不痛。

半夏五钱, 泡　干姜三钱, 炮　甘草炙, 三钱　人参三钱　黄芩三钱　黄连一钱　大枣四枚, 擘

上七味, 水煎, 温分三服。

七气汤　治七情郁结于中, 心腹绞痛, 服宽膈破气药转剧者, 投此即效。

人参钱半　甘草炙, 一钱　肉桂一钱　半夏一钱　生姜七片

上五味, 水煎空心服。

崔氏八味丸　治肾脏真阳不足, 火不归源。

熟地黄八两　山萸肉四两　干山药微焙, 四两　牡丹皮三两　白茯苓去皮, 三两　白泽泻去毛, 三两　附子童便浸煮, 去皮脐, 切, 一两　肉桂去粗皮勿见火, 一两

上八味, 为末, 炼白蜜丸梧子大, 每服五七十丸, 空心淡盐汤下, 临卧时温酒下, 以美膳压之。本方去桂、附, 名六味丸。熟地黄用缩砂蜜八钱制, 治肾水真阴不足。

枳术汤　治水肿心下如盘, 边如旋盘。

枳实十枚　白术二两

上二味, 水煎, 温分三服。腹中软即当散也。

平胃散　治胃中宿食不化, 藜藿人宜之。

厚朴去皮, 姜汁炒, 三两　陈皮泡去浮白, 三两　甘草炙, 三两　苍术泔浸去皮, 麻油拌炒黄, 四两

上四味, 为散, 每服五钱, 加生姜三片, 水煎, 温服。

二陈汤　治脾胃痰湿。

半夏姜制，二钱五分　茯苓钱半　陈皮略去白，一钱　生姜三片

甘草炙，一钱　乌梅肉半个

上六味，水煎，空心温服。燥痰减半夏、生姜，加麦门冬（去心）、竹沥。郁痰干咳去半夏，用蜜煎姜，加川贝母（去心）。火痰加黄连、竹茹。老痰加蛤粉、海石。

四君子汤　治胃气虚弱，饮食不思，倦怠少食。

人参一钱　白术炒黄，一钱　茯苓一钱　甘草炙，六分

上四味，水煎，空心温服。

四物汤　治营血虚热。

熟地黄二钱　当归身一钱　白芍药钱半　川芎䓖八分

上四味，水煎，温服。肥盛多湿痰，及呕逆少食便溏者，禁用。

保元汤　治营卫气血不足。

黄芪三钱，蜜酒炙　人参三钱　甘草炙，一钱

水煎，空心服。

生脉散　治热伤肺胃，虚热喘嗽，脉虚无力。

人参三钱　麦门冬去心，二钱　五味子一钱

水煎，不时热服。

二冬膏　治肺胃燥热，痰涩咳嗽。

天门冬去心　麦门冬去心

上二味，等分，熬膏炼白蜜收，不时含热咽之。

桔梗汤 治冬时伏邪发于少阴，咽痛不瘥，及风热肺气不清喘嗽，喉中介介如梗状，肺痿肺痈初起，并得服之。

桔梗三钱　甘草三钱

上二味，水煎，缓缓服之。

防己黄芪汤 治风湿相搏，客在皮肤，关节疼痛，腰以下疼重，脉浮，自汗恶风。

防己酒洗，钱半　黄芪钱半　白术一钱　生姜四片　大枣二枚，擘　甘草炙，八分

上六味，水煎热服。后当如虫行皮中，腰已下如冰，后坐被上，又以一被绕腰下，温令微汗，瘥。喘加麻黄，胃气不和加芍药，气上冲加桂枝，下有陈气加细辛（陈气者，久积之寒气也）。

栀子豉汤 治汗下不解，虚邪留于膈上，心下结痛，虚烦懊恼不得眠，反覆颠倒，卧起不安者。

栀子十四枚，擘　香豉四合

上二味，水煎，分二服，温进一服，得快吐止后服。

小承气汤 治少阳阳明腑证（承气汤有八禁：一表证未除，二心下硬满，三合面赤色，四平素食少，或病中反能食，五呕多，六脉迟，七津液内竭，八小便少）。

生大黄四钱　厚朴六钱　枳实炙，三枚

初服汤当更衣，不尔者尽饮之。若更衣，勿服之。

抵当汤　治蓄血小腹硬满，小便自利。

水蛭三十枚，熬黑。如无以鲮鲤甲生漆涂炙代之　虻虫三十枚，去翅足熬　大黄酒浸，一两　桃仁三十枚，去皮尖

上四味，水煎，去滓，取三升温服，一升不下再服。

凉膈散　治温热时行，表里实热，及心火亢盛，目赤便秘，胃热发斑。

大黄酒浸，二两　芒硝一两　甘草炙，六钱　连翘一两　黄芩一两　山栀八钱　薄荷七钱

共为散，每服四钱，加竹叶十五片，水煎温，日三夜二服，得下热退为度。

备急丸　治心腹卒痛如锥刺，宿食冷积胀满。

巴豆去皮心膜，用霜，一钱　干姜生，二钱　大黄三钱

上三味，为末，炼白蜜丸如小豆大，温水送下二三十丸。妊娠禁用。

伊尹三黄汤　治三焦实热，烦躁便秘。

黄连酒煮　黄芩酒炒　大黄酒浸

上三味，等分，麻沸汤二升渍之须臾，绞去滓，分温再服。麻沸汤者，白水空煎鼎沸如麻也。古方惟降火药用之。

十枣汤　治悬饮内痛，胁下有水气，脉弦数。

芫花熬　甘遂　大戟泡，去骨

上三味，等分，捣筛，以水一升五合，先煮大枣肥者十枚，擘，取八合，去滓，内药末。强人服一钱匕，羸人服半钱匕，平旦温服。若下少病不除者，明日更服，加半钱匕，得快下利后，糜粥自养。

五苓散　治伤寒表里未解，渴而小便不利。

白术生，二钱　茯苓二钱　猪苓二钱　泽泻三钱　桂枝一钱

上五味，为散白饮和服方寸匕，日三服。或生料服，温覆取微似汗。

益元散　治暑月小便不利。

滑石水飞，六两　甘草炙，六钱；生，四钱

为散，清水调服三钱。发散温病热病，加葱白七茎、香豉四合，水煎温服。老人虚人及病后伤津、小便不利禁用。

白虎汤　治热病壮热烦渴，及中暍烦热而渴。

生石膏碎，八钱　知母三钱　甘草炙，一钱　粳米半合

水煎，温分二服，一日尽饮之（此方必燥渴、潮热、自汗、脉洪八字全者，始可用之）。

驻车丸　治阴虚下痢发热，脓血稠黏，及休息痢。

阿胶三两　黄连炒黑，两半　当归两半　干姜炮，一两

上四味，捣筛，醋煮阿胶为丸梧子大，每服四五十丸，昼夜三服，米饮下。

左金丸　治肝经郁热，吐酸绿青黄水。

川黄连_{六两}　吴茱萸_{拣去闭口者，取净一两同黄连煮干}

为细末，米饮糊丸梧子大，每服四十丸，空心白术陈皮汤送服，或用加味逍遥散作汤送。

大补丸　治阴火亢极，足胫疼热，不能久立，及妇人火郁发热。

厚黄柏_{盐酒拌陈米饭上蒸，每蒸必拌炒黑亮如漆为度}

炼白蜜丸梧子大，每服二钱，空心醇酒下。如服之不应，每斤加厚肉桂一两。

金液丹　治阴极发躁，厥冷脉伏爪甲唇青，水肿脉伏，小便不通，阴结畏寒，大便秘。

明净硫黄五两，研细，水飞，入炀盛罐内，水调赤石脂末封口，盐泥通身固济，候干，三足钉钉于地，将罐放钉上，慢火烧养七昼夜，再加顶火，用炭十斤为度。候冷取出，研细，每末一两用蒸饼一两打糊为丸梧子大，每服二三十丸，温白汤送下。阴极冷甚者，服百丸。

医学要领（程钟龄先生）

内伤者，气病（阳虚）、血病（阴虚）、伤食，以及喜、怒、忧、思、悲、恐、惊是也。外感者，风、寒、暑、湿、燥、火是也。不内不外伤者，跌打损伤五绝之类是也。病有三因，不外此矣。变证百端，不过寒热、虚实、表里、阴阳八字。论治法，不过大、小、缓、急、奇、偶、复七方，与夫宣、通、补、泻、轻、重、滑、涩、燥、湿十剂也（外感之邪，自外而入，宜泻不宜补。内伤之邪，自内而出，宜补不宜泻。然而泻之中有补，补之中有泻，此皆治法之权衡也。又有似证，如火似水，水似火，金似木，木似金，及虚似实，实似虚，不可以不辨，明乎此则病无遁情矣）。

实火者，六淫之邪，饮食之伤，自外而入，势犹贼也，可驱而不可留。虚火者，七情色欲劳役耗神，自内而发，势犹子也，可养而不可害。人固不可认贼作子，更不可认子作贼。病机言火者，什之八；言寒者，什之二耳。

驱贼火四法（一曰发，风寒壅闭，火邪内郁，宜升发之，如升阳散火汤之类是也。二曰清，内热极盛，宜用寒凉，如黄连解毒汤之类是也。三曰攻，火气郁结，大便不通，法当攻下，此釜底抽薪之法，如承气汤之类是也。四曰制，热气拂郁，清之不去，攻之不可，此本来真水有亏不能制火，所谓寒之不寒，是无水也，当滋其肾，如地黄汤之类可用也）。

养子火四法（一曰达，肝经气结，五郁相因，当顺其性而升之，所谓木郁则达之，如逍遥散之类是也，此以一方治木郁而诸郁皆解也。二曰滋，虚火上炎，必滋其水，所谓壮水之主以镇阳光，如六味汤之类是也。三曰温，劳役神疲，元气受伤，阴火乘其土位，经曰劳者温之，又曰甘温能除大热，如补中益气之类是也。四曰引，肾气虚寒，逼其无根，失守之火，浮游于上，当以辛热杂于壮水药中导之下行，所谓导龙入海，引火归元，如八味汤之类是也）。

然有邪盛正虚之时，宜用攻补兼行之法，或用滋水制火之法，往往取效。是知养子之法，可借为驱贼之方，断无以驱贼之法而为养子之理。盖养正则邪自除，理之所有；伐正而能保身，理所必无也。

热证（口渴而能消水，饮食喜冷，烦躁，尿短而赤，便结脉数）。

寒证（口不渴，或假渴而不能消水，喜饮热汤，手足厥冷，尿清长，便溏，脉迟）。

实证（病中无汗，胸腹胀不减，痛而拒按病新得，禀质厚，脉实而有力）。

虚证（病中多汗，胸腹胀时减，复如故，痛而喜按，按之则痛止，病久禀弱，脉虚而无力）。

里证（潮热，恶热腹痛口燥，舌苔黄黑，脉沉）。

表证（发热恶寒，头痛鼻塞，舌上无苔，脉浮）。

阳证（为热，为实，为表。热邪达表，阳中之阳；热邪入里，阴中之阳）。

阴证（为寒，为虚，为里。寒邪入里，阴中之阴；寒邪客表，阳中之阴）。

真阳不足（脉大无力，四肢倦怠，唇淡口和，肌冷便溏，饮食不化）。

真阴不足（脉数无力，虚火时炎，口燥唇焦，内热便结，气逆冲上）。

病有热证而喜热饮者，同气相求也。有寒证而喜冷饮，却不能饮者，假渴之象也。有热证而大便溏泻者，挟热下利也。有寒证而大便反硬者，阴结也。有热证而手足厥冷者，所谓热深厥亦深，热微厥亦微是也。有寒证而反烦躁，欲坐卧泥水之中者，阴躁也。有汗而为实证者，热邪传里也。有无汗而为虚证者，津液不足也。有恶寒而为里证者，直中于寒也。有恶热口渴而为表证者，温热之病自里达表也。此乃阴阳变化之理，尤不可不早辨之也。

治病：汗、和、下、消、吐、清、温、补八法。

汗者散也（风寒初客于人，头痛发热恶寒，鼻塞声重体痛者香苏散主之，重则麻黄汤。其有寒热与外感风寒似同而实异者，若误汗之则变端百出矣。又有他病重而略兼外感者，量于本证药中稍加表药可也。如脐间有动气者，理中汤去术加表药。热邪入里而表未解者，麻黄石膏汤或芩连葛根汤。太阳证脉沉细者，少阴证，反发热者，麻黄附子细辛汤。少阳中风，柴胡汤加桂枝，阳虚者补中汤加表药，阴虚者，芎归汤加表药之类也）。

和者顺也（病在半表半里，耳聋胁痛，寒热往来，小柴胡汤主之。盖少阳证有三禁，汗、吐、下是也。如病邪在表未入少阳，误用柴胡，谓之引贼入门，变证多端。若邪已入里，仅用柴胡，则病不解，巧为藏拙，误人匪浅也。凡病在少阳，正气虚者，加人参；口不渴，大便如常者，加半夏、生姜；口大渴，大便渐结者，加花粉、瓜蒌；兼表邪者，加桂枝；兼里邪者，加芒硝。至于三阳合病，闭目则汗，面垢谵语，遗尿者，用白虎汤和解之。和之一法，变化无穷，知斯意者，则温热之治疬疫之方，时行痎疟，皆从此推广之，不难应手而辄效也）。

下者攻也（病邪传入少阴经，得之二三日，口燥咽干者；六七日腹满不大便者；下利，脉滑数，不欲食，按之心下硬，有宿食者；下利清水，色纯青，心下痛，口干燥者；目中不了了，睛不和，无表证，大便难者；病在阳明腑，谵语不能食，胃中有燥屎者；发热汗多，烦躁口渴能消水，不恶风寒反恶热者；此皆当急下之也。凡应下之证，痞、满、燥、实四者兼全，可用大承气汤。痞满而未燥实者，泻心汤。痞满兼燥而未实者，小承气汤。燥实而未痞满者，调胃承气汤。太阳伤风证，误下而传太阴，以致腹痛者，桂枝汤倍芍药。误下而腹大实痛者，桂枝汤加大黄。邪从少阳来，寒热未除，大柴胡汤。结胸证，项背强，自胸至腹硬满而痛，手不可近者，大陷胸汤、丸。若不按不痛者，小陷胸汤。寒食结胸，用三白散。水结胸，头汗出者，小半夏加茯苓汤。水停胁下，痛不可忍者，十枣汤。结胸阴阳二证，服药罔效者，活人俱用枳实理中丸。郁热蓄甚，神昏厥逆，脉反滞涩，有微细欲绝之象者，凉膈散合解毒汤并用。太阳证未罢，口渴小便短涩，大便如常者，五苓散。太阳传本，热结膀胱，其人如狂，少腹硬满而痛，小便自利，下焦蓄血者，抵当丸。如但少腹急结，未至硬满者，桃仁承气汤，或用生地四物汤加酒军。伤于冷，令腹痛便闭拒按者，见睍丸。伤于热食者，三黄枳术丸。冷热互伤，二丸酌其所伤之多寡用之。实热老痰，滚痰丸。水肿实证，神祐丸。虫积，蒭红丸。血积，花蕊丸，或失笑丸。肠痈，牡丹皮散。老人久病人，新产妇人，每多大便闭结者，通幽汤，或用四物汤加润药。其有正虚邪盛，羸弱之人，难于措手者，古人有清法、润法、导法、微和法、先补后攻法、先攻补后并行法，可以斟酌取效也）。

消者削也（病成于五脏，推之不移者，积也。病成于六腑，推之而移者，聚也。忽聚忽散者，气也。痛有定处而不散者，血也。得食则痛，嗳腐吞酸者，食积也。腹有块，按之而软者，痰也。先足肿后及腹者，水也。先腹满后及四肢者，胀也。痛引两胁，咳而吐涎者，停饮也。咳而胸痛，吐脓腥臭者，肺痈也。当胃而痛，呕而吐脓者，胃脘痈也。当脐而痛，小便如淋，转侧作水声者，肠痈也。憎寒壮热，饮食如常，偏著一处者，外痈也。病人嗜食甘甜或异物，饥时则痛，唇之上下有白斑点者，虫也。腹中如有物动而痛不可忍者，虫毒也。病人咳嗽痰红，抑抑不乐，畏见人，喉痒而咳剧者，劳瘵生虫也。疭如弓弦，筋病也。癖则隐癖，饮食有所偏好而成附骨之病也。癥则有块可徵，积之类也。瘕则或有或无，痞气之类也。少腹如汤沃，小便涩者，胞痹也。痛引睾丸者，疝也。女人经水自行，而腹块渐大如怀子者，肠覃也。经水不行而腹块渐大，并非妊身，其脉涩者，石瘕也。至于湿热下坠，则为阴菌阴蚀、阴挺下脱、阴茎肿烂之类。其虚火内烁庚金，则为痔瘘、悬痈、脏毒。种种见证，不一而足。务在详稽博考，辨明证候，按法而消之。慎弗视为泛常也）。

吐者出也（病在上焦胸次咽喉之地，或有痰食痈脓，法当吐之。经所谓高者因而越之是已。病人脉滑大，胸膈停痰饮，以二陈汤，用指探喉而出之。胃脘积食，瓜蒂散与橘红淡盐汤主之。其体质虚弱者，以桔梗煎汤代之。寒痰闭塞，厥逆昏沉者用半夏橘红各八钱，浓煎半杯，和姜汁半杯，频频灌之。风邪中脏，张目痰鸣，声如曳锯，便尿自遗，势将脱者，参、附、姜、夏，浓煎灌之，随吐随灌，久之药力下咽，胸膈流通，频进参、附，可期平复。风痰热闭者，以牛黄丸灌吐之。颈疽内攻者，以苏合香丸灌吐之。风热不语者，以解语丹灌吐之。中暑不醒者，以消暑丸灌吐之。中恶不醒者，以姜汁、橘、夏灌吐之。梦魇不醒者，以连须葱白煎酒灌吐之。自缢不醒者，以肉桂煎汤灌吐之。缠喉、锁喉、喉闭、喉风，以杜牛膝捣汁，和雄黄丸灌吐之。牙关紧急、闭塞不通者，吹以搐鼻散取嚏。俟牙开或痰或食，照前法用二陈汤，瓜蒂散分主之。妊妇转胞、小便不通者，补中益气汤随服而探吐之。醋、蒜吐蛇，雄黄、狗油同瓜蒂吐虫，韭汁吐瘀血。昔仲景治胸痛不能食，按之反有涎唾，下利日数十行，吐之则利止，是以吐痰止利也。由此观之，证在危疑之际，古人恒以涌剂，尽其神化不测之用者，莫可指数矣。吐法安可以不讲耶！至于病势危笃，老弱气衰，体质尪羸，脉息虚弱，房劳不慎，四肢厥冷，自吐不止，冷汗自出，诸亡血家、新产妇人，以及病系邪气、胸膈本无痰食者，则涌吐又在所切禁也）。

清者清也（六淫之邪，除中寒寒湿外，皆不免于病热。经云热者寒之是已。热气熏蒸，或见于口舌唇齿，或见于口渴便尿灼，知其热而不清，则斑黄狂乱，厥逆吐衄，诸证丛生矣。其劳力辛苦之人，中气大虚，发热倦怠，心烦尿赤，名曰虚火，与外感热证相隔霄壤。又有阴虚劳瘵之证，日晡潮热者，产后血虚发热烦躁者，命门火衰，浮阳上汎者，与夫阴盛格阳假热之证，其人面赤狂躁，欲坐卧泥水中，或大便数日不下，或舌黑而润，或脉反洪大，峥峥鼓指，按之豁然空者，或口渴欲得冷饮而不能咽者，或因下元虚冷，频饮热汤以自救者，若误投凉药，立见危亡矣。至于风寒闭火者，散而清之。

暑热伤气者，补而清之。湿热者，或散或渗，或下而清之。燥热者，润而清之。伤食积热，消而清之。伤寒邪传胃府，热势如蒸，自汗口渴，饮冷而能消水者，非白虎汤鲜克有济也。更有阳盛拒阴之证，清药到口即吐者，以姜汁制黄连反取之，所谓寒因热用也。若夫七情气结，互相感触，火从内发者，以越鞠丸开六郁，以逍遥散调肝气。气虚者，补其气。血虚者，滋其血。真阴不足而火上炎者，壮水为主，用六味汤。真阳不足而火上炎者，引火归原，用保元汤，或八味丸。盖外感之火，以凉为清；内伤之火，以补为清也。若本体素亏，脏腑本寒，饮食素少，肠胃虚滑，或产后、病后、房劳之后虽有热证，亦只宜少少用之。即有不及犹可再清，倘清之大过则必寒生而将医药矣。凡热病清之而不去者，当滋其肾。肾水乃天真之水，以之制外邪，何邪不服，何热不除，而况以治内伤乎？然滋阴之药，不能开胃扶脾，恢复元气，则参、苓、芪、术亦当酌量而用之也)。

温者暖也（脏腑受寒，必须温剂，经云寒者温之是已。天地肃杀之气，莫甚于寒，其邪自表而入者，曰伤寒，初时即行温散则病自除。若不由表入而直中阴经者，曰中寒，其证恶寒厥逆，口鼻气冷。或冷汗自出、呕吐泻利，或腹中急痛，厥逆无脉下利清谷，或寒湿浸淫，四肢拘急，发为痛痹，此皆法当温之者也。如冬令伤寒则温而散之，冬令伤风则温而解之，寒痰壅闭则温而开之，冷食所伤则温而消之。至若中寒暴痛，大便反硬，温药不止者，则以热剂下之。时当暑月，纳凉饮冷，暴受寒侵者，亦当温之。体虚挟寒者，温而补之。寒客中焦，主以理中汤。寒客下焦，主以四逆汤。真虚挟寒、命门火衰者，必须补其真阳。复有阴盛格阳之证，温药不效者，则以白通汤加人尿猪胆汁反取之，所谓热因寒用也。更有表里皆寒之证，始用温药，里寒顿除，表邪未散，复传经络，以致始为寒中而后变为热中者容或有之。亦有三阴直中，初无表邪，温药太过遂令寒退热生，初终异辙，在所时有，若不斟酌时宜，对证投剂，是先以温药救之者，继以温药贼之矣。夫以阳气素虚之人，一旦客寒乘之，则温剂宜重。若其人平日火旺，不任辛温，或曾有阴亏失血之证，不能用温药者，即中新寒，亦须量减，不必尽剂也。且温之与补，有相兼者，有不必相兼者，虚而且寒则兼用之，寒而不虚则专以姜桂主之。时当盛夏，虽温剂宜轻。若虚寒极重亦当舍时而从证。然桂枝下咽，阳盛则毙；承气入胃，阴盛则亡。安危之机，祸如反掌，苟非审慎明辨，奚克悉底中和哉）。

　　补者助也（邪之所凑，其气必虚。虚者损之，渐损者虚之积也。初时不觉，久则病成，虽欲补之，将何及耶？大虚之证，外似有余，内实不足，脉浮大而涩，面赤火炎，身浮头眩，烦躁不安，此为出汗晕脱之机。更有精神浮散，彻夜不寐者，其祸尤速，宜急用养荣汤、归脾汤加敛药以收摄元神，庶几可救。复有阴虚火亢、气逆上冲不得眠者，法当滋水，切忌苦寒。至其人本体虽虚，而客邪势正方张，若骤补之，无异闭门留寇。更有大实之证，积热在中，酷肖虚寒者，必唇焦口燥，便闭尿赤，与真虚相隔天渊，误投补剂，病必增剧矣。补气药用四君子汤，有补火清火之别。盖少火为生气之原，丹田乃出气之海，补气不补火者非也。然而壮火食气，如伤暑之人，四肢无力、湿热成痿，不能举动者，又当清以为补也。补血药用四物汤，亦有寒热之异。血热之证，宜补宜行而兼清；血寒之证，宜温宜养而兼和。如热迫血而妄行，谓之阳乘阴，治用四生丸、六味汤。若血寒而吐，谓之阴乘阳，治用理中汤加当归。其有去血过多，成升斗者，无分寒热，皆当补益，所谓血脱者益其气，乃阳生阴长之至理。盖有形之血不能速生，无形之气所当急固也。然补之之法，有开阖缓急，如补中益气汤用参芪必用陈皮以开之，六味汤用熟地即用泽泻以导之。有补散并行者，参苏饮、益气汤是也。有消补并行者，枳术丸、理中丸是也。有攻补并行者，泻心汤、硝石丸是也。有温补并行者，治中汤、参附汤是也。有清补并行者，参连饮、人参白虎汤是也。更有极虚之人，垂危之病，非大剂汤液不能挽回者，当用参附煎膏日服数两，以救阳微将脱之证；并用参麦煎膏日服数两，以拯津液将枯之证。无力者代之以芪、术。倘病邪未尽，元气虽虚，不任峻补，则从容和缓，相其机宜，循序渐进。其有体质素虚，别无大寒大热者，则用平和之药调理气血可也。《难经》所云损其肺者益其气，损其心者和其营卫，损其脾者调其饮食，适其寒温，损其肝者缓其中，损其肾者益其精，此正补也。又肺虚者补土，心虚者补木，脾虚者补命门火，肝虚者补水，肾虚者补金，此相生而补之也。至于肾者，先天之根本也，有水有火，水曰真阴，火曰真阳，非气非血，生身生命，全赖乎此。古人用六味滋水，八味补火，以十全大补汤兼济水火，法非不善矣。然以假补真，必其真者未经尽丧，庶几有效。若先天之气荡然无存，虽有灵芝，亦难续命，而况庶草乎？至于脾者后天之根本也，尤当培养，不可忽视，所谓安谷则昌，绝谷则危。又云粥浆入胃则虚者活，古人制补中益气汤、归脾汤、健脾丸者，良有以也。然因饿致病者固多，而因伤致病者亦复不少，过嗜肥甘则痰生，过嗜醇酿则饮积。瓜果乳酥，湿从内受，发为肿满泻利，五味偏啖，久而增气，皆令夭殃，可不慎哉！是知脾肾二脏皆为根本，不可偏废。古人或谓补脾不如补肾者，以命门之火可生脾土也。或谓补肾不如补脾者，以饮食之精自能下注于肾也。凡脾弱而肾不虚者，则补脾为亟；肾弱而脾不虚者，补肾为先。若脾肾两虚，则并补之。但药补不如食补，食补不如精补，精补不如神补。节饮食，慎风寒，惜精神，用药得宜，病有不瘥焉者寡矣。况有人参果专治五劳七伤，诸虚百损，并能御外邪，消饮食，轻身不老，却病延年，真神丹妙药，人人皆有，惟不肯服食耳）。

杂　录

吴草庐曰：脉行始于肺，终于肝而复会于肺。肺为出气之门户，故名气口，而为六脉之大会，以占一身焉。

李濒湖曰：两手六部皆肺之经脉，待取此以候五脏六腑之气，非五脏六腑所居之处也。

张石顽曰：《灵枢》经脉虽各有起止，各有支别，而实一气相通，故特借手太阴一经之动脉以候五脏六腑十二经之有余不足。其经虽属于肺，实皆胃气所主，盖脏腑诸气靡不本之于胃也。观五脏别论、经脉别论、营卫生会三段经文，可以默识其微矣。

李士材曰：夫人之虚，非气即血。脾为肺母，肺为气生之宫，故肺气受伤者必求助于脾土也。肾为肝母，肝为藏血之地，故肝血受伤者必借资于肾水也。补肾补脾，法当并行。然甘寒补肾，恐妨胃气；辛温扶脾，恐耗肾水，须辨缓急而为之施治。或补肾而助以沉香、砂仁，或扶脾而杂以山药、五味，机用不可不活也。

《医学辑要》卷四终

跋

　　古于医曰三折肱，曰九折臂，甚哉医道之难也。海内方书，奚啻汗牛充栋？是非牴牾，靡所适从。而卤莽子掠其浅肤，辄轻试方，往往不刃而杀人，诚可恻然。况小儿痘科，更有难之又难者。先外大父小珊吴公，博学多材，艺兼精轩岐。尝著《医学辑要》一书，发前贤之奥室，指后学之迷津，体症切而施药当，实为济世之宝筏。梓州方汇枝分转曾为刊布，年久不知版之存毁。步兄默云氏藏有原本，已拟重付剞劂，以广流传。咸丰甲寅，贼窜邡江，书亦遂失。余曩于烬余捡拾《辑要》四卷，虽间缺如，复得他本补录之。又检得方分转重刊《天花精言》三卷，惜非全豹，惟大要已备。每以活婴，应辄如响，亟并梓行。今于通州续获《精言》完本。乃知为洛阳袁大宣先生所编，先外大父客分署时所校仇也。呜呼！红羊浩劫，往籍灰飞，此书辗转全存，殆天之留以保赤子欤！爰取全本重校补刊，又有武进庄在田先生著《福幼》《遂生》两编，伯兄伯驹氏曾记述刊行，以及罗浮陈飞霞先生《幼幼集成》，皆保婴良方，合付手民，装成四册，卷帙不繁，便于观览，或可作救生之一助云尔。

　　　　　同治十三年甲戌清和月鉴湖陈晖季平氏跋

补 白

　　中医书难读者，在博大无垠。学者致有望洋生叹之感。本社故多采提要钩元之辑要书籍，俾开学医之门径。书目中所载鲟溪各种，无不使读者获此益也。

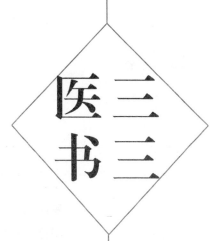

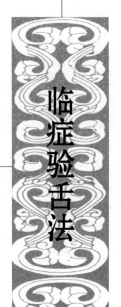

临症验舌法

清·杨云峰 撰

提要

　　《临症验舌法》二卷，题为西吴杨云峰先生所撰。上卷述其验舌之法，首列临证验舌为准统论一篇，提纲挈领。下列分虚实，分阴阳，配脏腑，决死生各篇，殿之临证以验舌为准结论一篇。头头是道，井井有条，虽其卷帙不多，然切要精当，于验舌之法已无余蕴。社友叶劲秋君录寄有年，久不印行，深滋抱歉，临刊之际，又荷社友曹炳章君，惠寄本书之下卷，得成完璧，尤感热忱。

目录

临症验舌法　卷上

西吴杨云峰撰述

嘉善叶劲秋录存

绍兴裘吉生校刊

临症以验舌为准统论

舌者心之苗也，五脏六腑之大主，其气通于此，其窍开于此者也。查诸脏腑图，脾肺肝肾无不系根于心，核诸经络考手足阴阳，无脉不通于舌，则知经络脏腑之病，不独伤寒发热有苔可验，即凡内外杂症亦无一不呈其形，著其色，于其舌。是以验舌一法，临症者不可不讲也。何从前以医名家者俱略焉，而仅于伤寒见诸《金镜》耶。余自弱冠，敬承家学，殚心医理间，尝从《金镜》三十六舌逐一体验，其法殊多未合，疑而质诸先君子。先君子曰：东庄不有云乎，《金镜》三十六舌当参其意而勿泥其法，更有三十六舌之所未及者，须以意通之。予领先君子训，退而绎其所以。其意当参，其法勿泥者，乃见东庄所云，真实获我心也。于是临症之下于舌必看其形，审其色，合诸脉症，而有心得其秘焉。据舌以分虚实而虚实不爽焉，据舌以分阴阳而阴阳不谬焉，据舌以分脏腑配主方而脏腑不差、主方不误焉，危急疑难之顷往往症无可参，脉无可按，而惟以舌为凭，妇女幼稚之病往往闻之无息，问之无声，而惟有舌可验。是以阴阳虚实，见之悉得其真，补泻寒喧，投之辄神其应。人以见之无不真，投之无不应也。未有不称以为奇者。不知余于四诊之中于舌更有独得之秘也。然独得之秘究何秘哉，不过同得之理耳，临症者诚潜心而有会焉则分之。而脏腑各一阴阳也，阴阳各一虚实也，理周而法到，可以补《金镜》之所未及，而正不止三十六舌也。合之而脏腑同此阴阳也，阴阳同此虚实也，理圆而法活，可以裁《金镜》之所未合，而并不必三十六舌也。分而分之，其法不出乎五行；合而合之，其理总原于太极。准此以临症，则诸病之变现纵使万叶千枝，而一望之神明，自可搜根拔本。尚何无者生之，有者甚之，以干致邪失正，绝人长命之咎哉。兹将验舌诸法，备述之左，惟识者参之。

验舌分虚实法

经云：邪气盛则实，正气夺则虚。又云：有余者泻之，不足者补之。窃谓虚实两字，是揽病机之领；补泻两字，是提治法之纲。盖以人之有病，不出一虚一实，医之治病，不过一补一泻。如虚实稍有疑心，则补泻无从下手。其参症切脉以审虚实，固临症第一要著也。乃有症似实而脉则虚，脉似实而症则虚者，如舍脉从症，既难信以为真，而舍症从脉，又惟恐其是假，则且奈之何哉。不知凡物之理，实则其形坚敛，其色苍老，虚则其体浮胖，其色娇嫩，而病之现于舌也，其形与色亦然。故凡病属实者，其舌必坚敛而兼苍老；病属虚者，其舌必浮胖而兼娇嫩。如此分别则为虚为实，是假是真，虽未参症切脉，而一目先了然矣。

验舌分阴阳法

虚实既分，补泻固有定见。然虚实各有阴阳，而阴阳迭为虚实，则于虚实分阴阳，临症者又不可混也。而分之不得其法，则有以阴盛为阳盛，阳虚为阴虚，而不能无误者。且有症本阳虚而经训曰阴虚，令人错解，贻害不浅者。如云："阴虚出盗汗。"阴言手太阴也，虚言肺气虚也。又云："阴虚发夜热。"阴言足太阴也，虚言脾气虚也。同曰阴虚，而其中有手足太阴之分，名曰阴虚，而其实是脾肺气虚之症。无如历代医师从未注明其义，误以脾肺气虚认为肾水不足，而用滋阴降火之剂，朝夕重阴下逼，逼至土困金败，便溏声嘶，置之死地而不悟者，只此两个阴字。拘义牵文，以讹传讹，自古迄今，普天之大不知日杀凡几，良可痛也。况如此类者，经中未易枚举，总缘阴阳混杂，虚实模糊，但凭脉症，分晰难清耳。讵知阴虚阳盛者，其舌必干；阳虚阴盛者，其舌必滑；阴虚阳盛而火旺者，其舌必干而燥；阳虚阴盛而火衰者，其舌必滑而湿。如此分别，则为阴为阳，谁实谁虚，显然可见，更何似阴似阳之疑，致重阴重阳之误，贻人夭殃耶。

验舌分脏腑配主方法

虚实不爽，而后补泻无不应；阴阳不谬，而后寒暄无不投。然必脏腑不差，而后补泻寒暄悉对其病，以拔其根，而主方无不谛，则就虚实阴阳，以分夫脏腑而定以主方，临症者尤不可混也，而脏腑之分，不越青黄黑白，主方之配，须合酸苦辛甘。爰按《内经》分脏别腑，并检成方，酌定主治，条列如左。

舌见青色，肝胆病也。（紫色同）不拘所见何症，但看青而舌坚敛苍老，肝胆两经邪气盛也，泻火清肝饮。青而浮胖娇嫩者，肝胆两经精气虚也，滋水生肝饮。青而干燥者，非胆腑阴虚火郁，即肝脏血虚火旺也，（但干而不燥者，专责阴虚，如干而且燥，则阴虚而火旺矣，各脏腑仿此）胆腑阴虚者逍遥散，火郁加生地、薄荷；肝脏血虚者逍遥散，火旺加丹皮、山栀。

郁是气抑，抑则气不透，不透则热而为火也。第从来俱以郁火属之肝，而予独责之胆者，盖胆属少阳，其气尚稚，胆为甲木，其质尚嫩，所以最易被抑，一抑则其气闷而不舒矣。若肝则为厥阴，于木属乙，其气已盛，其质已坚，而其火易动而旺，一有所触，则即发而不可遏，其而不可遏者，怒也，非郁也。郁主凝滞于中，而怒则发扬于外者也。本方统治肝胆阴虚，而于胆腑火郁则加薄荷、生地者，以木喜风摇，而郁火非生地不能凉也。于肝脏火旺，则加丹皮、山栀者，盖肝血既虚，则肝火易旺，则肝血益虚，自非泄其火，难以滋其阴，非藉屈曲下行以通之，无以泄其火也。惟是血为火迫变成燥症，则当重加熟地以润其燥，丹、山两味固可不必而亦非宜矣。

青而滑润者，非胆腑气怯即肝脏气虚也。胆腑气怯者，十味温胆汤去枳实，加酒煎服其应更捷，盖以酒入胆经而最壮胆气也。

肝脏气弱者，当归建中汤去胶饴。

建中之所以异于桂枝者，在加胶饴一味耳，今恐甘先入脾而去胶饴则仍与桂枝无别，故用当归建中则与肝脏气虚乃合。

如干燥而形色反见胖嫩者，肝胆阴阳两虚也，七味饮倍肉桂；滑润而形色又兼胖嫩者，肝胆木气虚寒也，养荣汤加枸杞。

凡左关脉细坚如刀口者，其舌不拘何色必胖而滑，其病不拘何症必虚而寒。予每投以养荣无不立应，临症者切勿畏之，重生者切勿疑之。

舌见黄色，脾胃病也，不拘所见何症，但看黄而坚敛苍老者，脾胃两经邪气盛也。泻黄散。

如有厚苔，或焦黄、或焦黑而糙刺燥裂，其症痞满燥实坚敛悉具者，实症也，须急下之以存津液，大承气汤主之。但此是真正阳明里症，北方伤寒间或有此。然舌若胖大，即在北方亦非承气的症，切不可妄用硝黄杀人于顷刻也。

黄而浮胖娇嫩者，脾胃两经精气虚也，益黄散。黄而干燥者，非胃腑阴亏火旺即脾脏血虚火盛也。胃腑阴亏者，左归饮去茯苓；火旺，加花粉、归、地；脾脏血虚者，归脾汤去木香；火盛加白芍、丹、山。

如干燥而有厚苔者，宿食滞于肠胃而燥结不出也，其脉必牢实，神思必昏沉，面必壅热通红，鼻必气粗，胸前按之必微痛，须逍遥散倍加熟地润而下之。

黄而滑润者，非胃气虚弱即脾气亏损也，胃气虚弱者，七味白术散加半夏；脾气亏损者，五味异功散加白芍。

如其舌后半节滑腻而有微苔者，乃脾胃气虚下陷也，须补中益气汤。

如干燥而形色反见胖嫩者，脾胃气血两虚也，参芪八珍汤。滑润而形色又兼胖嫩者，脾胃中气虚寒也，姜桂养荣汤。

舌见赤色，心与小肠病也，不拘所见何症，但看赤而坚敛苍老者，心与小肠邪气盛也，泻心汤。

按：《四明心法》凡舌见灰色指甲刮下无渣汁者，方是火症，乃芩连之对症也。味其语意，可见阳邪燔灼，则其阴液未有不干枯者，然以予验之，又必其形坚敛，其色苍老，方是真正芩连对症。若一见胖嫩，即使苔厚而焦干燥裂，非寒水侮土即肾气凌心，寒水侮土当用附子理中，肾气凌心当用人参八味，倘误用芩连，则舌上现出人字纹必死。予诊莘墅沈彝仲症，辞以不治者，因其得此舌也。有论验在医案中可参。又按：火色本红，火症而舌见灰色者，如炭火通红于内，而浮灰翳蔽于外也。顾据理论之，则舌见灰色，其症当更甚于舌黑如炭何也，盖火燃薪尽，则是木成炭，是草成灰，故曰炭，曰灰，皆火极之变象也。而木本质坚，甫着火燃，未即炭也，必火极似水，乃变黑而为炭，然其性犹甚烈也。至于久经火煅则热极必寒，乃返白而成灰，然其心犹未灰也。若草本则其体弱，着火一过即灰矣，一灰即不可复燃矣，然则就物理以察病机，彼见舌灰色者，无论一火即灰，与由炭而灰，不皆更甚于舌黑如炭者乎。

赤而浮胖娇嫩者，心与小肠精气虚也，养心汤。赤而干燥者，非小肠阴亏火旺，即心脏血虚火盛也。小肠阴亏者，滋水清肝饮去柴胡。欲润其下，不欲其就燥也。火旺加生地、木通，合导赤散以泄其火气。心脏血虚者，济生归脾汤去木香，恐其血燥反动肝火而燥血液，火盛加丹皮、山栀。凡本经之阴血既亏，则本经之阳火必旺，一负则一胜也。加丹皮、山栀者，欲其引心火下行，以直达于膀胱耳。

赤而滑润者，非小肠阳虚气坠即心脏阳虚气弱也。小肠阳虚气坠者，补中益气汤加山栀、川乌。

气虚则滞，气滞则坠。方中参、芪、术、草，补其虚也，川乌、陈皮破其滞也，升麻、柴胡举其坠也，加山栀藉其屈曲下行以引至小肠耳。

心脏阳虚气弱者，嘘血归脾汤加丹皮、肉桂。气有余便是火，气不足便是寒。本方加肉桂复加丹皮欲其引入心经，以补心气也。

如干燥而形色反见胖嫩者，心与小肠气血两虚也，枣仁养营汤。滑润而形色又见胖嫩者，心与小肠火气大亏也，附子养营汤。

舌见白色，肺与大肠病也。不拘所见何症，但看白而坚敛苍老者，肺与大肠邪气盛也，泻白散。白而浮胖娇嫩者，肺与大肠精气虚也，补肺汤。白而干燥者，非大肠血虚火盛即肺脏阴虚火盛也。大肠血虚者，润肠滋水饮，火盛加生地、当归。凡大便燥结，努力责不出者，本方神应。如兼气虚而推送无力者，间以补中，或竟用八珍汤加桃仁、杏仁，养气补阴亦无不应。

肺脏阴虚者，生金滋水饮，火燥加百合、沙参。白而滑润者，非大肠阳虚气陷，即肺脏阳虚气弱也。大肠阳虚气陷者，补中益气汤送固肠散。

大肠小肠俱属下焦之腑，何以亦配中脏之方，则以肠胃相连，其气本一贯也。

肺脏阳虚气弱者，补中益气汤合参附汤。如干燥而形色反见胖嫩者，肺与大肠气血两虚也，十全大补汤去肉桂加炮姜。滑润而形色又见兼胖嫩者，肺与大肠金气虚寒也，参附养荣汤去茯苓加炮姜。

舌见黑色，肾与膀胱病也。（命门水火附，左右两肾同治）不拘所见何症，但看黑而坚敛苍老者，肾与膀胱邪气盛也，清肝饮。黑而浮胖娇嫩者，肾与膀胱精气虚也，补元煎。黑而干燥者，非膀胱阴虚火盛，即左肾阴虚火旺也。膀胱阴虚者，六味饮，火盛合滋肾丸。左肾阴虚者，六味饮，火旺合生脉散。黑而滑润者，非膀胱阴盛火衰，即右肾阳虚火亏也。膀胱阴盛火衰者，金匮肾气丸。

膀胱为州都之官，主藏津液，而其所以能出者，由气化也。阴虚火旺，则热逼膀胱，而气不能化矣；阴盛火衰，则寒逼膀胱，而气不能化矣。膀胱不利为癃，除脾肺气虚不能通调水道外，大率不出此两者也。然同一三阳癃闭，而一由火旺，一系火亏，病判天渊，治分冰炭，相反若此，可类推之。

右肾阳虚火亏者，八味地黄丸。如干燥而形色反见胖嫩者，肾与膀胱阴阳俱虚也。枸杞养荣汤主之，继用十全大补汤作丸。

更有由白而黄，由黄而焦，而枯黑燥裂，其舌边胖大，舌底滑润者，甚有舌底亦燥，而绝无津液，其糙刺如沙皮，敛束如荔子者，皆因劳伤脾肺，气虚发热，误用发散，益虚益热，复用寒凉，重阴内逼以致虚火上炎，所以白上加黄，黄上加焦，而枯黑燥裂也。不论其脉，不论其症，大剂参附养荣汤，不时灌服，多有得生者。余救乌程潘中建之弟、归安张学海、桐乡诸圣济等症，皆此舌也。有治验在医案可参。

滑润而形色又兼胖嫩者，肾与膀胱元气大惫也。附子养荣汤主之，继用右归丸。

更有其舌同一黑色，而一属寒水侮土者，宜用附子理中汤；一系肾气凌心者，宜用人参八味。其治有不相同何也？盖寒水侮土者系阴盛于内，逼阳于外，外假热而内真寒，格阳症也，其黑色止聚于舌中。肾气凌心者，系阴盛于下，逼阳于上，上假热而下真寒，戴阳症也，其黑色直底于舌尖。然未有不胖且嫩者，干燥滑润又在所不拘也。惟是实火两症则其形必坚敛，色必苍老而万无胖嫩者耳。

验舌决生死法

生死之决于脉症者，《内经》垂训甚明备矣，而佐以验舌则尤显而易见也。故并撮素所经验者，附载于此，以为临症一助。

舌如去膜猪腰子者，危。

舌如镜面者，危。

舌糙刺如沙皮，而干枯燥裂者，危。

舌敛束如荔子肉，而绝无津液者，危。

舌如火柿者，危。

舌如烘糕者，危。

舌光无苔，胃气绝也，不治。

舌卷而囊缩者，不治。

舌本强直，转动不活，而语言謇涩者，危。

舌起白苔如雪花片者，脾冷而闭也，不治。

舌因误服芩连而现出人字纹者，不治。

以上所列皆垂死危候也。然有不必如此而死者，有即至如此而灼见脏腑阴阳虚实，竭力挽回则亦得生者。吾辈果操活人神技，须存寿世婆心，即有百不一活之症，当作万有一生之想。纵使修短有数，彭殇难齐，破格出奇，终于莫救，致招从旁浮议，同道中伤，病家归咎，然而反之吾心，固无愧也。倘畏避嫌疑，而于此种危症，再付之庸劣之手，则必无生理矣。讵不痛哉。

临症以验舌为准结语

上论临症以验舌为准，而验舌以浮胖坚敛分虚实，干燥滑润分阴阳，黑白青黄分脏腑，盖本至中至正之理，以立至简至易之法。轩岐复起，当不易吾言也。至于阴阳虚实四柱，所配补泻寒热诸方，虽是为临症者举其大略，然而无一症不从亲身经历，无一方不从亲手试验者，诚以医寄死生，只字不容率笔；理原性命，片语无可粗心也。惟是加减出入，因病制宜，神明于规矩绳墨之中，得心应手，变化于规矩绳墨之外。运斤成风，则存乎其人耳。而究之神明变化，仍不离夫规矩绳墨也。临症者，若知赤子元无罪，合有人间父母心，则余此一编也，虽只望诊中之一节乎，亦未始非切脉审症之证据，回生起死之范围也。倘出厥范围，而不凭此为证据，则恐其所操以活人者，反以杀人也已。

《临症验舌法》卷上终

临症舌验法　卷下

西吴杨云峰撰述
嘉善叶劲秋录存
绍兴裘元庆校刊

方　略

凡病皆标也，而必有其本，本者所以致病之根源也。盖惟人之病也，有一标必有一致标之本。是以医之治也，有一本必有一拔本之方。不获乎致标之本，处方必不能对其症也；不投以对症之方，治病必不能拔其本也。临症者欲决群医莫决之疑，则内因外因致病须审其原，欲中各症必中之的，则正治从治拟方务求其谛用，辑主症诸方以列验舌之次。

凡舌见青色而坚敛苍老者，肝胆两经邪气盛也，泻火清肝饮主之。

泻火清肝饮

泻火清肝饮方

柴胡酒炒　黄芩酒炒　山栀酒炒，各一钱　生地酒浸，三钱　当归酒洗，二钱　生甘草一钱

按：上方主治肝胆两经实邪，以致胁痛耳聋，胆溢口苦，筋痿阴汗，阴肿阴痛，白浊溲血等证。

凡见青色而浮胖娇嫩者，肝胆两经精气虚也，滋水生肝饮主之。

滋水生肝饮

滋水生肝饮方

熟地四钱　山药二钱　萸肉二钱　丹皮钱半　茯苓钱半　泽泻钱半　五味一钱　归身钱半　柴胡一钱　甘草一钱　白术二钱半

按：上方主治小便淋漓不利，妇女月经不调，两胁胀闷，少腹作痛，寒热往来，胸乳作痛，左关弦洪，右关弦数，此郁怒伤肝脾，血虚气滞为患也。用六味双对减半分两，加柴胡、白术、甘草、当归、五味，合逍遥而去白芍加五味者，合都气意也，以生肝故去白芍而留白术甘草以补脾，补脾者生金以制木也。以制为生，天地自然之理也。

凡舌见青色而干燥，属胆腑阴虚火郁者，用逍遥散加生

地、薄荷主之。

逍遥散加生地薄荷

逍遥散加生地薄荷方

柴胡_{酒炒, 五分} 白芍_{酒炒, 一钱} 归身_{酒洗, 一钱半} 白术_{一钱半} 茯苓_{一钱} 甘草_{五分} 生地_{二钱} 薄荷_{五分}

凡舌见青色而干燥，属肝脏血虚火旺者，逍遥散加丹皮、山栀主之。

逍遥散加丹皮山栀

逍遥散加丹皮山栀方

柴胡_{一钱} 白芍_{二钱} 当归_{三钱} 白术_{二钱半} 茯苓_{一钱半} 甘草_{一钱} 丹皮_{一钱半} 山栀_{一钱半}

按：上原方主治肝胆两经郁火，以致胁痛头眩，或胃脘当心而痛，或肩胛绊痛，或两目赤痛，连及太阳（以上各症皆肝火上冲也）。及六经感症凡见阳脉者，悉宜此方治之。妇女郁怒伤肝致血妄行，赤白淫闭、沙淋崩浊等症（以上各症皆肝火下流也），俱宜此方加减。《易》曰：风以散之。此方是也。

凡舌见青色而滑润，属胆腑气怯，十味温胆汤去枳实主之。

十味温胆汤去枳实

十味温胆汤去枳实方

陈皮二钱，去白　半夏二钱，姜制　茯苓一钱半　枣仁钱半，炒研　远志五分，去心　人参五分　熟地二钱　竹茹一钱　甘草五分　生姜一钱　大枣三枚酒煎

按：上方主治心虚胆怯，气郁生涎，涎与气搏，变生诸症。触事易惊，或梦寐不祥，或短气悸怖，或自汗虚烦、口苦呕涎、痰盛不眠及梦遗惊惕等症。

凡舌见青色而滑润，属肝脏气虚者，当归建中汤去胶饴主之。

当归建中汤去胶饴

当归建中汤去胶饴方

白芍三钱　当归二钱　肉桂一钱　甘草一钱

按：上方主治肝脏气虚不能生火，以致火不生土，白芍之酸，甘草之甘，此系甲乙化土也。肉桂补肝之子，益土之母，所以培生化之原也。凡脾胃不和，饮食不进，其外见症两胁寒痛，大便泄利，少腹坠痛，并宜此方治之。

再按：此小建中汤原方主治也。《千金方》加当归名当归建中，治妇人产后虚羸不足，腹中痛引腰背，小腹拘急。今恐

甜多入脾而去胶饴，则当归建中尤与肝脏气虚切合矣。

凡舌见青色干燥而形色反见胖嫩者，肝胆气血两虚也，七味饮倍肉桂主之。

七味饮倍肉桂

七味饮倍肉桂方

熟地八钱　山药四钱　净萸肉四钱　丹皮三钱　茯苓三钱　泽泻二钱　肉桂二钱

按：上方主治肝胆气虚，筋无所养，变为寒症，以致筋骨疼痛，脚软懒行。及伤寒服凉药过多，木中无火，手足牵引。肝经血虚以致火燥筋挛，变为结核瘰疬等症。经曰：辛以润之。此方是也。

凡舌见青色滑润而形色又兼胖嫩者，肝胆木气虚寒也，养荣汤倍肉桂主之。

养荣汤倍肉桂

养荣汤倍肉桂方

白芍三钱　当归二钱　远志一钱　五味钱半　肉桂一钱　熟地四钱　陈皮一钱半　白术三钱，米泔水浸蒸　黄芪三钱，蜜炙无参倍用　人参多少随宜　茯苓一钱半　炙草一钱半　煨姜一钱半　大枣五枚

按：上方主治凡属大虚症，勿论其脉与症，但服此方，诸

症悉退。此十全大补汤对子也。但十全大补只分气血，此则五脏皆补，无虚不到。虚而寒甚者当加附子以治之，三阴虚更妙。后凡用本方加减者主治并同。

凡舌见黄色而坚敛苍老者，脾胃两经邪气盛也，泻黄散主之。

泻黄散

泻黄散方

防风四两　藿香七钱　山栀炒黑，一两　石膏五钱　甘草二两

微炒为末，甜酒调服。

按：上方主治脾胃伏火，口燥唇干，口疮口臭，烦渴易饥，热在肌肉者。

凡舌见黄色而浮胖娇嫩者，脾胃两经精气虚也，益黄散主之。

益黄散

益黄散方

陈皮一两　青皮五钱　诃子五钱，泡去皮　丁香二钱　白术二两

甘草炙，五钱

按：上方主治脾胃虚寒，寒水反来侮土而呕吐不食，或肚腹作痛，或大便不实、手足逆冷等症。炒磨为末，每服四钱，水煎服。

凡舌见黄色而干燥属胃腑阴亏火旺者，左归饮去茯苓加花粉、归、地主之。

左归饮去茯苓，加花粉、归、地

左归饮去茯苓，加花粉、归、地方

熟地八钱　枸杞六钱　山药四钱　萸肉四钱　甘草二钱　当归三钱　生地三钱　花粉一钱，火不甚者去之

按：上方主治肾水干枯，虚火上蒸脾胃，阴土受亏，以致饮食不进，大便燥结，甚至三阳癃闭，将成噎膈，及早服此无不愈也。伤寒舌黑唇焦，大渴引饮，此必服发散寒凉攻伐之药过多也。原方加归、芍救之，燥症更妙。

凡舌见黄色而干燥，属脾脏血虚火盛者，归脾汤去木香，加白芍、丹皮、山栀主之。

归脾汤去木香加丹皮山栀

归脾汤去木香加丹皮山栀方

枣仁一钱，炒研　茯神一钱，去木　远志一钱，去心　归身一钱　人参一钱半　炙芪三钱，无参倍之　白术二钱半，米泔净蒸　龙圆七枚，去壳　甘草一钱，炙　白芍二钱　丹皮钱半　山栀钱半，炒黑　煨姜一钱　大枣三枚

按：上方主治思虑伤心脾，郁怒伤肝胆，以致三经血少而燥，渐至心口有块如拳，或左肋下有块如手掌，或右肋下有块如镰刀，且时作痛，及健忘怔忡、惊悸不寐等症。《内经》所谓二阳之病发心脾，在男子则隐曲不利，在女子则月事不来，其传为风消，其传为息贲者，不治。正此症也。

凡舌见黄色而滑润，属胃气弱者，七味白术散加半夏主之。

七味白术散加半夏

七味白术散加半夏方

干葛二钱　木香五分　藿香一钱　人参钱半　白术二钱半　茯苓钱半　甘草一钱半　半夏一钱半　大枣三枚　煨姜一钱

按：上方主治脾虚肌热，泄泻，虚热作渴。如去干葛、木香、藿香，加陈皮，则治脾胃气虚，饮食不进，致成痰癖，不能咳唾，或胃气虚寒，动成呕恶。凡虚疟及诸病后皆可以此调之。

凡舌见黄色而滑润，属脾气亏损者，五味异功散加白芍主之。

五味异功散加白芍

五味异功散加白芍方

陈皮一钱　人参一钱　白术二钱半　茯苓一钱　炙草一钱　白芍一钱，酒炒　煨姜一钱　大枣三枚，去核按：上方主治脾胃不和，饮食不进，泄利虚饱。

凡舌见黄色干燥而形质反见胖嫩者，脾胃气血两虚也，参芪八珍汤主之。

参芪八珍汤

参芪八珍汤方

人参钱半　茯苓钱半　炙草钱半　白术二钱半，米泔洗蒸土炒　川芎一钱　当归三钱　白芍二钱，酒炒　熟地四钱　煨姜钱半　大枣五枚

按：上方主治心脾肺胃气血俱虚，以致恶寒发热、嘈杂、健忘、怔忡不寐、懈怠不卧、四肢酸倦等症。

凡舌见黄色滑润而形质又兼胖嫩者，脾胃中气虚寒也，姜桂养荣汤主之。

姜桂养荣汤

姜桂养荣汤方

白芍三钱，酒炒　远志一钱，去心　当归二钱，酒洗　五味钱半　熟地四钱　肉桂一钱　白术三钱　陈皮钱半　人参多少随宜　黄芪五钱，蜜炙　茯苓钱半　炙草钱半　炮姜钱半　大枣五枚

按：上方主治已悉肝胆病本方条下。

凡舌见红色而坚敛苍老者，心与小肠邪气盛也，泻心汤

主之。

泻心汤

泻心汤方

川连一钱　黄芩一钱　生地三钱　山栀钱半　丹皮钱半　木通一钱　甘草一钱

按：上方主治心火炽炎，口苦舌疮，小肠郁结，不能通利等症。

凡舌见赤色而浮胖娇嫩者，心与小肠精气虚也，养心汤主之。

养心汤

养心汤方

茯神二钱　远志五分　枣仁五分，炒研　柏子仁五分，去油　五味五分　人参五分　黄芪二钱，炙　当归二钱　川芎二钱　半夏二钱　肉桂五分　甘草五分

按：上方主治心虚血少，神气不宁，怔忡惊悸等症。

凡舌见赤色而干燥，属小肠阴虚火旺者，滋水清肝饮去柴胡，加生地、木通主之。

滋水清肝饮去柴胡加生地木通方

熟地四两　山药二钱　萸肉二钱　丹皮钱半　茯苓钱半　泽泻

钱半 枣仁一钱 白芍二钱 山栀钱半 当归二钱 生地三钱 木通钱半

按：上原方主治肾水不足，肝火上炎，以致吞酸吐酸、胁痛头眩、口苦咽干、大便艰涩、小水短赤等症。盖取地黄丸之探原而不隔于中，取生地黄汤之降火而不犯于下，真从来所未及也。

凡舌见赤色而干燥，属心脏血虚火盛者，济生归脾汤去木香加丹皮麦冬主之。

济生归脾汤去木香加丹皮麦冬

济生归脾汤去木香加丹皮麦冬方

茯神一钱 远志一钱 枣仁一钱 当归钱半 煨姜一钱 人参一钱 黄芪二钱半 冬术钱半 龙圆五枚，去壳 丹皮钱半 麦冬一钱 甘草一钱 大枣五个

按：上原方主治心衰火盛不能生土，以致土困金败，外兼咳嗽吐痰，寒热往来，盗汗等症，悉以此方治之。凡见脾胃衰弱，饮食少思，大便泄泻，总属心气不旺所致，此补本法也。凡各种虚症补中益气汤所不效者，投以此方加五味、白芍以敛其心气，奏效更神也。又按：补中阳药也，凡归脾阴药也。凡因饥饱劳役伤其脾而气虚者宜用补中，补中者补中以益其气也。因思虑郁结伤其脾，而血虚者宜用归脾，归脾者，嘘血以归于脾也。至于心力俱劳而气血俱伤者，则补中归脾单服固非对症，

合用又不成方，惟有养荣一方可合补中归脾两症而统治之，不致拈一放一耳。

凡舌见赤色而滑润，属小肠阳气虚坠者，补中益气汤加山栀、川乌主之。

补中益气汤加山栀川乌

补中益气汤加山栀川乌方

升麻五分　柴胡五分　当归二钱　陈皮一钱　人参一钱　白术钱半　炙草一钱　黄芪二钱半，炙　山栀一钱　川乌一钱　煨姜一钱大枣三枚

按：上原方主治凡六经内伤外感。内伤外感者，言由内伤以致外感也。盖以邪之所凑其气必虚，东垣故立此方以补伤寒书之所未及，非补虚方也。今感症家多不敢用，而以为调理补虚服食之药则谬矣。调理补虚及通其意而转用者耳。及暑月劳倦发热，暑则气耗，劳则气伤，发热而在于暑月，且因劳倦自非甘温不能。彼肆用香薷、滑石等为暑月发热必需之剂，只在不明此义耳。或汗出不止，卫外之阳虚则腠理不固矣。俱用本方加白芍一钱（须加五味乃合肺主皮毛之义），痢疾腹痛已除，泻犹未已，是胃气下陷也。必尚兼后重，第圊后随减耳，加酒炒白芍三钱。疟疾发久，形体尫羸，无论六经皆当加半夏一钱（合六君也），即有外感不过加黄芩一钱（则合小柴胡矣）。凡妇女胎前气虚以致胎动不安，

小产崩漏，皆因气虚不能升举故也。或产后血虚发热，凡血虚发热者其舌必干；气虚发热者其舌必滑。然既在产后则不但血虚，即其气未有不虚者。盖当其临盆之际，为产妇者，若非全副精神浑身力气努力责以推送之，则胞胎如何下地；迨至胞胎下地，则所去之血固多，之后能不伤其气乎？况血虚则气无所附，宁不与之俱虚乎？兹以产后发热专责血虚殊有漏义，而症乃列于本方之下，是知有形之血不能速生，无形之气所当急固，阳旺阴生其意固自包举也。第不明言其意，则产后之血虚人习闻之，而产后之气虚人皆忽之，故特表而出之。俱加酒炒白芍二钱（气味酸寒恐伐生气，故用酒炒）。此方凡属中宫虚损病后调摄无不相宜。倪氏曰：七情内伤，脾胃先病，治先补土，此方主之。然内伤脾胃须有分别，如饥饱劳役，饮食生冷，内伤脾胃而病者，自当主以此方。若由思虑郁怒七情内伤而脾胃先病者，则于本方尚隔一膜，不若归脾为的当也。

凡舌见赤色而滑润，属心脏阳虚气弱者，济生归脾汤加丹皮、肉桂主之。

济生归脾汤加丹皮肉桂

（目录名嗫血归脾汤）

济生归脾汤加丹皮肉桂方

茯神一钱　　远志一钱，去心　　枣仁一钱，炒研　　当归钱半　　人参

钱半　黄芪三钱，炙　白术二钱，土炒　木香五分　炙草一钱　丹皮
一钱　肉桂五分　龙圆五枚，去壳　大枣三枚　煨姜一钱

　　按：原方主治已见本脏血虚条下。

　　凡舌见赤色干燥而形质反见胖嫩者，心与小肠气血两虚
也，枣仁养荣汤主之。

枣仁养荣汤

枣仁养荣汤方

　　枣仁一钱，炒研　远志一钱，去心　白芍钱半，酒炒　归身一钱
五味八分　熟地二钱　肉桂五分　陈皮八分　白术钱半，土炒　人参
钱半　黄芪三钱，炙　茯神一钱　炙草一钱　煨姜一钱　红枣三枚

　　按：上方主治详前本方。

　　凡舌见赤色滑润而形质反见胖嫩者，心与小肠火气大亏
也。附子养荣汤主之。

附子养荣汤

附子养荣汤方

　　附子一钱，制　白芍钱半　远志五分，去心　归身一钱　五味八
分　熟地二钱　肉桂五分　陈皮八分　人参钱半　黄芪三钱，炙　白
术二钱半，土炒　茯神一钱　甘草一钱，炙　煨姜一钱　红枣三枚

　　按：上方主治并详各脏腑病所列本方下，而其分两则独轻

于各脏腑，而只与肺同者，盖心肺位近，宜制小其服，肝肾位远，宜制大其服也。

舌见白色而坚敛苍老者，肺与大肠邪气盛也，泻白散主之。

泻白散

泻白散方

桑白皮二钱，蜜炙　地骨皮二钱　甘草一钱

按：上原方主治凡属肺热咳嗽皆当加减用之。嗽加桔梗百合。痰加贝母。如面赤咳嗽属心火刑金者，加人参、茯苓、青皮、陈皮、五味、麦冬、知母，为人参平肺散，以泻金中之贼邪。如咳嗽而鼻塞身重者，风寒伤肺也，参苏饮或金沸草散以散之。

凡舌见白色而浮胖娇嫩者，肺与大肠精气虚也，补肺汤主之。

补肺汤

补肺汤方

人参一钱　黄芪一钱，炙　五味一钱　熟地二钱　紫菀一钱桑皮一钱，蜜炙　水煎入蜜少许和服。

按：上方主治肺金气虚不能生水，以致水不制火，虚阳上炎而生咳嗽等症。

凡舌见白色而干燥，属大肠血虚火盛者，润肠滋水饮加生地当归主之。

润肠滋水饮加生地当归

润肠滋水饮加生地当归方

熟地四钱或八钱　山药二钱　山萸肉二钱　枸杞四钱　归身三钱
生地三钱　苁蓉三钱，酒洗　甘草一钱

按：上方主治大肠无血，大便燥结，其应甚捷。

凡舌见白色而干燥，属肺脏火旺者，生金滋水饮加柴胡、黄芩主之。

生金滋水饮加柴芩

生金滋水饮加柴芩方

熟地四钱　白芍二钱　当归二钱　丹皮钱半　麦冬钱半，糯米拌炒　人参一钱半　白术二钱半，土炒　甘草一钱，炙　柴胡一钱　黄芩一钱

按：上原方主治凡伤寒热退后有难补之阴，有易动之阳，皆当养之。此以其见症或汗后烦躁未除，口干微热，大便艰涩，小水短赤即是。又有一种少阳阳明症，手足肿痛系火燥生风，风淫末疾，不必俟其汗后，当即以本方加柴芩与之无不效也。

凡舌见白色而滑润，属大肠阳虚气陷者，补中益气汤送固

肠散。补中益气汤见前。

固肠散

固肠散方

陈米二两，炒熟　木香一钱　肉果二钱，生用　粟壳二钱，蜜炙　干姜二钱半，炒　炙草二钱半

按：上方主治脾胃虚弱，内寒注泄，水谷不分，下痢脓血，赤少白多，胀满腹痛连心，食少力乏等症。炒磨为末，每服二三钱，煎补中送下，切忌酒肉鱼腥油面生冷。

凡舌见白色而滑润，属肺脏阳虚气弱者，补中益气合参附汤主之。

补中益气合参附汤

补中益气合参附汤方

升麻五分　柴胡五分，酒炒　人参钱半　黄芪三钱，炙　白术二钱半，土炒　归身钱半　陈皮一钱　甘草一钱，炙　附子钱半，制　煨姜一钱　大枣三枚

按：上方主治肺脾气虚下陷而土冷金寒者，其原治见前本方。

凡舌见白色干燥而形色反见胖嫩者，肺与大肠气血两虚也，十全大补汤去肉桂加炮姜主之。

十全大补汤去肉桂加炮姜

十全大补汤去肉桂加炮姜方

川芎一钱　归身二钱　白芍三钱，酒炒　熟地四钱　人参钱半
黄芪三钱，炙　白术二钱半，土炒　茯苓钱半　炮姜一钱　炙草钱半
大枣三枚

按：上方主治已见前参芪八珍汤条下。

凡舌见白色滑润而形色又兼胖嫩者，肺与大肠精气虚寒
也，参附养荣汤去茯苓，加炮姜主之。

参附养荣汤去茯苓加炮姜

参附养荣汤去茯苓加炮姜方

白芍钱半，酒炒　远志五分，去心　归身一钱，酒洗　五味八分
熟地二钱　肉桂五分　陈皮八分　人参一钱　白术一钱　炙草一钱
炮姜一钱　大枣三枚

按：上方主治并详各脏腑病所列本方下。

舌见黑色而坚敛苍老者，肾与膀胱邪气盛也，清肝饮主之。

清肝饮

清肝饮方

熟地八钱　山药二钱　山萸肉二钱　丹皮钱半　茯苓钱半　泽

泻钱半　柴胡一钱　枣仁一钱　归身钱半　白芍钱半　甘草一钱

　　按：上方主治见前，心与小肠病所列滋水清肝饮方下。

　　凡舌见黑色而浮胖娇嫩者，肾与膀胱精气虚也，补元煎主之。

补元煎

补元煎方

　　熟地六钱　枸杞四钱　山药二钱　山萸肉二钱　杜仲二钱　人参二钱　甘草二钱

　　按：上方主治男妇气血俱虚，精神失守危剧等症，虚甚倍加芪术，寒者重加姜附。

　　凡舌见黑色而干燥，属膀胱阴虚火盛者，六味饮合滋肾丸主之。

六味饮合滋肾丸

六味饮合滋肾丸方

　　熟地四钱　山药二钱　山萸肉二钱　茯苓钱半　泽泻钱半　丹皮钱半　黄柏二钱　知母二钱　肉桂五分

　　按：上方主治凡小便不利而茎中痛连小腹者，系火逼膀胱所致也，痛止便利，即止勿服。

　　凡舌见黑色而干燥，属肾阴虚火旺者，六味饮合生脉散。

六味饮合生脉散

六味饮合生脉散方

熟地_{四钱} 山药_{二钱} 山萸肉_{二钱} 丹皮_{钱半} 茯苓_{钱半} 泽泻_{钱半} 五味_{钱半} 人参_{钱半} 麦冬_{钱半}

按：上原方主治肾水不足，虚火上升，变为潮热咳嗽，消渴虚劳，及水沸为痰等症，《易》曰：雨以润之。此方是也。

凡舌见黑色而滑润，属膀胱阴盛火衰者，金匮肾气丸主之。

金匮肾气丸

金匮肾气丸方

牛膝_{一两} 车前子_{一两} 附子_{五钱} 肉桂_{一两} 熟地_{九两，酒拌} 山药_{一两} 山萸肉_{一两} 茯苓_{三两} 泽泻_{一两} 丹皮_{一两} 炼蜜为丸。

按：本方主治脾肾虚寒，腰重脚肿，湿饮留积，小便不利（此则茎中痛而不连少腹者，乃寒逼膀胱而气不能化也），或肚腹肿胀，四肢浮肿，气喘痰盛，或已成水症，其效如神。

凡舌见黑色而滑润，属右肾阳虚火亏者，八味地黄丸主之。

八味地黄丸

八味地黄丸方

附子一两　肉桂一两　熟地八两　山药四两　山萸肉四两　丹皮三两　茯苓三两　泽泻三两

按：上方主治命门火衰，元阳虚惫，变为泄泻腹胀，阳痿，精寒不育，两膝酸疼，腰软无力，两目昏花，不能远视，悉以此方治之。《易》曰：日以煊之。此方是也。

凡舌见黑色干燥而形色反见胖嫩者，肾与膀胱阴阳俱虚也，枸杞养荣汤主之，继用十补丸。

枸杞养荣汤

枸杞养荣汤方

枸杞四钱　远志一钱　归身二钱　五味钱半　白芍三钱　熟地六钱　人参钱半　白术三钱　炙草钱半　茯苓钱半　肉桂五分　陈皮钱半　炙芪三钱，无参倍用　煨姜钱半　大枣五枚

十补丸

十补丸方

熟地八两　山药四两　山萸肉四两　丹皮三两　茯苓三两　泽泻三两　附子一两，制　肉桂一两　鹿茸二两，无则鹿胶代之　五味一

两　蜜丸

按：上方主治肾脏虚冷，面黑足寒，耳聋膝软，小便不利等症。

凡舌见黑色滑润而形色又兼胖嫩者，肾与膀胱元气大惫也，附子养荣汤主之，继用右归丸。

附子养荣汤

附子养荣汤方

附子钱半　远志一钱　白芍三钱，酒炒　归身二钱　五味钱半　熟地六钱　肉桂五分　茯苓钱半　人参钱半或二三钱　炙芪五钱，无参倍用　白术三钱　陈皮钱半　炙草钱半　煨姜二钱　大枣五枚

上将熟地枣肉捣烂，其余炒磨为末，蜜为丸，即予家所制万应一粒丹者是也。凡中风伤寒痘疹胎产及血症喉痹等症，势在危急刻不可缓者，每用一粒滚汤研化，不时灌服，其势自定。继予两粒三粒其病自退。如调治久病，则作细丸，每服五钱，早晚两时空心米饮送下。

按：上方主治劳役过度，饥饱失时，思虑太甚，郁结尤多，以致脾肺气虚，荣血不足，畏寒发热，食少无味，四肢无力，懒动怠惰，嗜卧身倦，饥瘦色枯，气短惊悸，怔忡健忘，少寐；或中风卒倒，张口直视，手撒遗尿；或伤寒重剧，谵忘昏沉，撮空见鬼；或身振脉摇；或筋惕肉瞤；或吐血衄血便血

不止；或自汗盗汗，头汗不收；或呕吐泄泻；或水肿腹胀；或眩晕呃逆；或痰涌喘急；或筋骨疼痛；或手足痿痹；或心腹腰背肋胁诸痛难当；或九窍不利；或疟疾痢疾诸药不效；或脱肛痔漏积久不痊；或夜热咳嗽；或梦遗白浊；或妇女经闭血淋崩中带下胎前产后；或幼稚急惊慢脾、疳积吐泻、麻疹痘疮；或发背痈疽不能起发收功；或瘰疬流注不能消散溃敛，种种杂症不拘新久，但看其面色㿠白痿黄，病势日轻夜重，而其舌胖嫩滑润者，勿论其脉症，投以此方，无不立应。更有其舌由白而黄，由黄而异黑，甚至焦干燥裂，而其舌头浮大而胖壮者，属寒凉太过，五脏虚冷也，亦必此方救之。余家救活各科危症，夙号专门，三吴远近，两浙东西，活人无算，而起死回生之力，此方十居六七。盖其用之广而效之神，诚有不能殚述者，姑陈其略以为重生者告。

右归丸

右归丸方

附子一两　肉桂一两　熟地八两　枸杞四两　山药四两　山萸肉四两　杜仲三两　归身三两　菟丝三两　鹿胶三两　蜜丸

按：上方主治凡命门空虚等症，八味治之不愈者，此方神效，见症已详八味丸下。

验舌配方结语

方自仲景到今几充栋矣。而予所经验者，采而辑之不过三十有奇，不且嫌其太简乎。不知予于医也，半世工夫搜尽群书主脑，一生阅历，参遍各症根苗，就标求本，据本配方，所配止此，则其所辑亦惟此耳。然经络脏腑无病不统于其中，通塞正从无法不备于其内。则是方虽简而未始不赅也。第天下之理则由一而分为万，吾辈之学须穷流以溯其源。临症者倘因有此而举目，则阴阳虚实了若日星，动手则补泻寒暄应如桴鼓。遂相率而趋于简易之途，而不复于赜处着力，繁处营心，则辟后学一直捷之径。适贻后学以疏陋之讥，亦非是编所以公世之心也。

《临症验舌法》卷下终

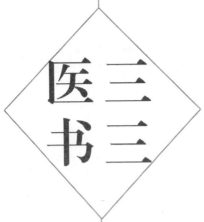

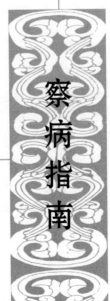

察病指南

宋·施发 撰

提要

    本书三卷，为岘山施桂堂先生所著，裘君吉生旧藏手抄本也。施先生儒而医者以贤，宰官而任司命之职，用由博返约之法，著此脉学书，以贻子孙，不求人知也。其间诊法，如定四季六腑平脉，与夫七表八里之主病，分见于两手三部者，亦本于圣贤遗论。特推而广之，触类而补之，其他言之未甚昭著者，附以己意发明之。夫脉学少专书，本社刊本亦独少脉学书，爰特付刊。

序

　　医之为学，自神圣工巧之外无余说，今人往往遗其三而主其一。一者何？切而知之谓之巧也。然亦曷尝真见其所谓巧者，特窃是名以欺世耳，间有以活人自任者，又弊于医书之委压，惑于议论之纷纭，无所折衷，每得其粗而不得其精。余自弱冠有志于此，常即此与举业并攻，迨夫年将知命，谢绝场屋，尽屏科目之累，专心医道，取《灵枢》《素问》《太素》《甲乙》《难经》及诸家方书、脉书参考互观，求其言之明白易晓，余尝用之而验者，分门纂类，袞为一集，名曰《察病指南》。其间如定四季六脏平脉，与夫七表八里之主病，分见于两手三部者，亦本于圣贤之遗论。特推而广之，触类而补之，其他言之未甚昭著者，则附以己意发明之，盖将以贻诸子孙，非敢求人之知也。年来疫疠盛行，病者不幸而招医，多见以阳病服桂附者悉殒于非命，岂惟不知脉并于证，而不知吁何惨哉。或者不察，乃曰吾取医之运耳，奚暇问其学之精否。殊不知恃运以言医，虽幸而或中，而所丧亦多，求其万举万全者难矣。此余所以不敢自私，欲锓梓以广其传，庶几与同志者共云。

　　　　　　淳祐改元九月立冬后四日永嘉施发政卿序

序

七月既望，祷雨获应，翌日皂史遞诗简来，睨而视之，乃岘山施君为喜雨作也。语意伟健，有宰官寻痛声之句，其知予忧民之忧者钦。越数日，又以袁类医书出示，议论可观，非儒而医不能也。予未尝学医，未尝无活人之心，为邑于斯，每访民间疾苦，思有以起其危，日夜懔懔，用药不同而用心同，其相与勉之。

淳祐乙巳良月冀邸赵与懿书

序

　　能医人多矣，能使人皆能医人不多也。盖以医医人有限，以医教人无穷。

　　施桂堂察病证有书曰《指南》，考本草有书曰《辨异》，而续易简。又有方有论，桂堂之心使人人知有此书此方论也。不特自能医人，且欲人莫不能医人，视录录辈曰秘方，曰家藏方，小智自私，靳不示人，心之广狭盖可见。

淳祐丙午正月中潍澹齐赵崇贺书

赘语

读赵先生序言，不期先得我心。《三三医书》之刊行，欲期人能知医，能知病，且一洗从前秘不示人之恶习。赵先生亦以此意序此书，不禁感慨系之。

目录

察病指南 卷上

岘山施桂堂著

绍兴裘吉生刊行

十二经总括

左手寸口，手少阴心脏部，为帝王（一云君主之官），属朱雀，南方丙丁君火，主血脉及暑，外候在舌，其神神，其志喜，其声笑（一云言），其色赤，其臭焦，其味苦，其液汗，其音徵，其卦离，其数七（此成数也，其生数二），其变动为忧，其腑手太阳小肠，其积伏梁如臂连脐。

左手关上，足厥阴肝脏部，为尚书（一云将军之官），属青龙，东方甲乙木，主藏血及筋、爪、风，外候在目，其神魂，其志怒，其声呼，其色青，其臭臊，其味酸，其液泣，其音角，其卦震，其数八（此成数也，其生数三），其变动为握，其腑足少阳胆，其积肥气若杯覆左胁边。

左手尺内，足少阴肾脏部，为列女（一云作强之官），属玄武，北方壬癸水，主藏精及骨髓、齿、水湿、寒，外候在耳，其神志，其志恐，其声呻，其色黑，其臭腐，其味咸，其液唾，其音羽，其卦坎，其数六（此成数也，其生数一），其变动为栗，其腑足太阳膀胱，其支脉曰巨阳，其积贲豚在脐下。

右手寸口，手太阴肺脏部，为将军（一云相傅之官），属白虎，西方庚辛金，主藏气及皮毛、燥（一云寒），外候在鼻，其神魄，其志忧，其声哭，其色白，其臭腥，其味辛，其液涕，其音商，其卦兑，其数九（此成数也，其生数四），其变动为咳，其腑手阳明大肠，其积息贲左右胁边。

右手关上，足太阴脾脏部，为大夫（一云仓廪之官），属勾陈，中央戊己土，主藏智、肌肉、劳倦、湿，外候在唇口，其神意，其志思，其声歌，其色黄，其臭香，其味甘，其液涎，其音宫，其卦坤，其数五（此生数也），其变动为哕，其腑足阳明胃，其积痞气在胃管，覆大如盘。

右手尺内，手厥阴命门部，属相火，一名神门，一名手心主，一名心包络，主藏心，与肾同气，男子以藏精，女子以系胞，其腑手少阳三焦，上焦其卦乾，中焦其卦艮，下焦其卦巽。

诊三部脉法

寸部法天，主上焦，诊自头以下至心病也。

关部法人，主中焦，诊自心以下至脐病也。

尺部法地，主下焦，诊自脐以下至足病也。

三部九候

三部者，上中下即寸关尺也，每部三候各自分天人地。

上部天以候头角，上部人以候耳目，上部地以候口齿。

中部天以候肺，中部人以候心，中部地以候胸中。

下部天以候肝，下部人以候脾胃，下部地以候肾（九候虽有数说，不如此说易晓，今亦难用，姑存之）

王子亭云：一位有三候，浮取之属阳，沉取之属阴，中得之为胃气，故无胃气则死。

左右三部六候

左寸，外以候心，内以候膻中（其穴在两乳间）。

左关，外以候肝，内以候膈中。

左尺，外以候肾，内以候腹中（腹属下焦，右手尺中亦可候也）。

右寸，外以候肺，内以候胸中（三焦之所主也）。

右关，外以候脾，内以候胃脘。

右尺，外以候心主，内以候腰。

四季脉名

春弦（谓端直如弓弦也）。

夏洪（一云钩，谓脉如钩芒，来疾去迟）。

秋浮（一云毛，谓如鸿毛之轻举也）。

冬沉（一云营，一云石，谓其沉也）

诊五脏四季常脉

春，肝脉，微弦而长（一云弦细而长，一云弦长而软，一云濡弱而长）。

夏，心脉，洪大而散（一云浮大而散，一云浮洪而快，一云洪而微实，一云浮大而洪长，一云洪大而长）。吕广云：非是，乃小肠脉也。

四季，脾脉，娜娜而缓（一云软大而缓，一云沉而濡长，三月、六月、九月、十二月，各王一十八日）。

秋，肺脉，浮涩而短（一云微涩而短，一云轻虚以浮）。

冬，肾脉，沉滞而滑（一云沉濡而短，一云沉而紧实，一云沉细，一云沉实而滑，一云沉濡而滑）。

定四季六脏平脉

春，肝脉欲弦而长，心脉欲弦而洪浮，脾脉欲弦而缓，肺脉欲弦而微浮，肾脉欲弦而沉濡，命门脉欲弦而滑。

夏，心脉欲洪大而散，脾脉欲洪而迟缓，肺脉欲洪而浮涩，肾脉欲洪而沉滑，命门脉与肾同，肝脉欲洪而弦长。

秋，肺脉欲浮而短涩，肾脉欲微而伏，命门脉欲微而滑，肝脉欲浮而弦细，心脉欲浮而洪，脾脉欲浮而微缓。

冬，肾脉欲沉而滑，命门脉与肾同，肝脉欲沉而弦，心脉欲沉而洪，脾脉欲沉而缓，肺脉欲沉而涩。

定四季相克脉

春得秋脉者，死于庚辛日（谓金之克木也）。

夏得冬脉者，死于壬癸日（谓水之克火也）。

四季得春脉者，死于甲乙日（谓木之克土也）。

秋得夏脉者，死于丙丁日（谓火之克金也）。

冬得四季脉者，死于戊己日（谓土之克水也）。

五脏相克所不可胜者，为贼邪，其难治也，信矣。至于所可胜者为微邪，虽不治而自愈。王叔和《脉赋》云：春得脾而不疗，冬见心而不治，夏得肺而难救，秋得肝亦何疑？反以微邪为可畏者，何耶？及观《灵枢经》云：水动而火明，火炎而土平，土盛而金生，金盛而水盈，乃知叔和之说，有所本试，即土盛金生言之。夫土气既旺，则生金以克木，使肝脏之脉弦而缓，是本脉尚存，脾或侵之，此所谓微邪不足虑。若本脉全无，而独见脾脉者，斯足为害也。余脏可以类推。

诊五脏贼邪脉

东方角、木、春，肝木畏金，遇肺金乘木，大逆，八月死。

南方徵、火、夏，心火畏水，遇肾水乘火，大逆，十一月死。

中央宫土，脾土畏木，遇肝木乘土，大逆，二月死。

南方商、金、秋，肺金畏火，遇心火乘金，大逆，五月死。

北方羽、水、冬，肾水畏土，遇脾土乘水，大逆，六月死（此即前四季相克脉也，前言其所死之日，此言其所死之月，故两存之）。

诊四时虚实脉歌

春得冬脉只是虚（谓春脉弦，反得冬石脉，是肾水为木之母，从后来乘肝木之子，为虚邪），兼令补肾病自除（母虚则补之），若得夏脉缘心实（得夏洪脉，是心火为木之子，从前来乘肝木之母，为实邪），还应泻子自无虞（子实则泻之）。夏秋冬脉皆如是，在前为实后为虚，春中若得四季脉，不治多应病自除（四季缓脉，是脾土为木之妻，不胜于夫为微邪，虽不治而病自愈）。

下指轻重法

凡诊候安神靖气，男先诊左手，女先诊右手，将中指揣得关位，却以第一指著寸部，令彻骨渐徐举指，关尺部皆然（此先重而后轻也，《活人书》云：先浮按消息之，次中按，次重按，此先轻而后重也，亦得）。

诊五脏动脉法

脉来五十动一止者，五脏六腑受气足，其人无病。

脉来四十动一止者，一脏无气，谓肾气先尽也，其人后四年春草生时死。

脉来三十动一止者，二脏无气，其人后三年谷雨至时死。

脉来二十动一止者，三脏无气，其人后二年桑椹赤时死。

脉来十动一止者，四脏无气，其人后一年草枯时死。

脉来五动一止者，五脏无气，其人后五日死。

王叔和云：脉来四动一止，八日死；三动一止，六七日死；两动一止，三四日死（别本云：但此止者，非结脉、促脉之止也。此是代脉之止也。至于代脉，非达人者难窥者乎）。

诊六腑平脉法

左手寸口，手太阳小肠脉，洪大而紧（一云洪大而长），为受盛之官，名受盛之府。

左手关上，足少阳胆脉，弦大而浮（一云大而浮，一云乍数乍疏、乍短乍长，一云乍大乍小、乍短乍长。其与祟脉无异，何以区别？然，两手三部皆然方为祟脉，今独左手关部如此，则谓之胆脉可也），为中正之官，名清净之府（一云中精之府），相火胆与风木肝合，脉急则为惊。

左手尺内，足太阳膀胱脉，洪滑而长，为州都之官，名津液之府，寒水膀胱与君火肾合，脉急则为瘕。

心脉居午，谓之君火宜也。今肾脉居子，亦谓之君火，何义？命门脉为心主，居亥谓之相火宜也。今胆脉居寅，亦谓之相火，又何耶？及观《内经》天元纪大论篇鬼臾区曰：子午之岁，上见少阴，己亥之岁，上见厥阴，少阴所谓标也，厥阴所谓终也，厥阴之上，风气主之，少阴之上，热气主之，少阳之上，相火主之。而释者谓午亥之岁为正化，子己之岁为对化。由此言，则心肾皆可言君火，以其热气主之也。厥阴既主风气，而手厥阴命门不当以相火言。少阳既主其相火，则胆与三焦为相火明矣。

右手寸口，手阳明大肠脉浮短而滑（一云短而涩），为传道之官，名传道之府。右手关上，足阳明胃脉浮长而涩（一云浮大而短），为仓廪之官，名水谷之府，燥金胃与湿土脾合。

右手尺内，手少阳三焦脉洪散而急，为决渎之官，名外府。

脉息大数

人一呼一吸，脉各行三寸，此一息也。一日一夜一万三千五百息，荣卫行阳二十五度，行阴二十五度，为一周也，复会于手太阴。

诊五脏脉诀

轻手于皮肤得之者，肺也；至肌得之者，心也；至肉得之者，脾也；至筋得之者，肝也；至骨得之者，肾也。

男女反脉

男子阳脉常盛，阴脉常弱，女子阳脉常弱，阴脉常盛。男得女脉为不足，病在内（当作虚医）。女得男脉为有余，病在外（谓在四肢，左得之病在左，右得之病在右，当作实医）。男子生于寅，寅为木；女子生于申，申为金。故男脉在关上，女脉在关下。三阳从地生，故男子尺脉沉也，三阴从天生，故女子尺脉浮也。

观人形性脉法

人长则脉长，人短则脉短，人肥则脉沉（一云脉厚，一云脉细而实），人瘦则脉浮（一云脉急，一云脉大而长），人壮脉欲大，人弱脉欲小，反者为逆。形盛脉细，少气不足以息者死，形瘦脉大，胸中多气者死；老人脉微，微阳羸阴者平（一云脉濡而缓）；妇人脉当软弱于丈夫；小儿四五岁，脉实，自呼吸八至（一云幼人脉数而壮）；性急脉急，性缓脉缓。

察平人损至脉法

凡一呼一吸为一息，一呼脉再至，一吸脉再至，是一息之间脉四至，并五至不大不小，不短不长，是为平人之脉也。

一呼一吸脉不及四至者曰缓（一云气虚），其人少气；三至者曰迟（一云损），其人可治；二至者曰败（一云寒），其人难治，延时而死；一至者曰息，其人虽行方，当着床待时而死。此为阴病之损脉也，故曰阴病脉迟。

一呼一吸脉六至者曰数（一云离绝），为始得病；七至者曰极（一云无魂），八至者曰脱（一云夺精，一云无魄），九至者曰死，十至者曰墓（一云因）。沉细者困在夜，浮大者困在昼，十一十二至者曰死（一云绝魄，一云命倾）。沉细夜死，浮大昼死。此为阳病之至脉也，故曰阳病脉数。

诊暴病脉法

脉来急大洪直者死，细微者无害。

诊祟脉法

脉来乍大乍小，乍短乍长，为祸祟（别本云：右尺洪大为祟脉），寸尺有脉，关中无脉，为鬼病。

诊病内外法

脉浮大者病在外，沉细者病在内。

诊癥病脉法

左手脉横癥在右，右手脉横癥在左。脉头大者脐上，脉头小者脐下。

诊候约法

浮为风为虚，沉为湿为实，迟为寒为冷，数为热为燥，洪为惊为痫（一云数为虚为热，滑为实为下）。

又云：风则脉浮，寒则脉紧，中暑则脉虚而滑，中湿则脉细而涩（《活人书》云：脉沉缓为中湿，脉细者非也），伤于阴则脉沉，伤于阳则脉浮。

辨杂病脉吐汗温利可否法

弦紧者可下，弦迟者宜温，紧数者宜汗，脉微者不可吐，虚细者不可下，沉微者不可汗。

人迎气口脉

人迎脉在左手关前一分（其穴在结喉两旁，同身寸之一寸五分，脉动应手者是也），诊之以候六淫，浮则为风，紧盛则伤于寒。

气口脉在右手关前一分，诊之以候七情，浮则为虚为气，紧盛则伤于食。

辨三因

寒、暑、燥、湿、风、热，谓之六淫，属外因。

喜、怒、忧、思、悲、恐、惊，谓之七情，属内因。

疲极筋力、尽神度量、饮食饥饱、叫呼走气、房室劳逸、金疮踒折、虎狼毒虫、鬼疰客忤、畏压溺等，为不内外因。

陈无择云：凡诊须识人迎气口，以辨内外因，其不与人迎气口相应，为不内外因，所谓关前一分，人命之主也。

定生死诀

阳病得阴脉者死，阴病得阳脉者生。脉病人不病者死（名曰行尸），人病脉不病者生（为内虚尸厥）。既有人病而脉不病者，直是息数脉与相应者可治也。《难经》云：然人形病，脉不病，非有不病者也，谓息数不应脉数也。《脉经》云：病人得健脉名曰卧尸。《脉诀》云：病人脉健不用治。夫人病脉不病者，安有是理？当如《难经》之说，谓息数不应脉数者是也。人之初病，脉非数则迟，必此等脉可生。若健脉，则急大洪直，与形证相反者，断不可治。

下指疏密法

凡诊视，其臂长则疏下指，臂短则密下指。古人身长，其臂亦长，故寸部占九分，关尺部各占一寸，三部共二寸九分。今人身短，其臂亦短，有三部共不及二寸者，若依古法诊之，则头指诊在关部，次指诊在尺部，第三指诊在闲处。如何知病之所？在今但以高骨为准，逐一指诊，指其部位不必拘九分一寸之说，庶几可也。

《察病指南》卷上终

察病指南　卷中

岘山施桂堂著

裘吉生刊

辨七表八里九道七死脉

七表脉　属阳，浮、芤、滑、实、弦、紧、洪也（《秘宝》以洪、大、浮、数、紧、动、滑、实为阳，《伤寒论》以大、浮、数、动、滑为阳）。

一、浮脉，指下寻之不足，举之有余，似水上浮物，以手按之虚散，举之有力，故名曰浮也（浮为在表，主风、虚乏短气）。

左手寸口脉浮，主伤风、发热、头痛、目眩及风痰。

左手关上脉浮，主胃虚、腹胀、小便难（肝脉本微弦而长，今见浮脉，周氏云：主胃虚胀，乃是胃经受病，何也？黄帝云：主小便难，乃是膀胱经受病，又何也？岂肝脉从小腹上挟胃而然耶？）；浮大而实，主眼目昏痛、溢；关与寸口相应，主目眩、头重、筋疼；浮洪盛大，主筋脉缓弱，身体无力；浮大而长，主风眩癫疾；左手尺内脉浮，膀胱受风热，主小便赤涩；浮而紧，主耳聋及淋闭；浮而大，为阳干阴，溺则阴中痛；浮而数，主小便频并热淋。

右手寸口脉浮，肺感风寒，主咳嗽、气促、鼻塞、清涕、冷汗自出、背膊劳强、夜卧不安（浮本肺脉，但全浮则为病，如浮涩而短斯为平脉也）；浮而实，主咽门干燥、伤损有疮痛；浮短，为肺伤，为诸气；浮滑，为走刺；浮缓，为皮肤不仁，风寒入肌肉；浮紧，为肺有水。

右手关上脉浮，脾气不足，腹满不饮食，食不消化，积热在胃中；浮滑而疾速者亦然，浮缓不思饮食；浮而实，脾胃虚，主消中、口干、饮水多、食亦饥；浮大而涩，为宿食滞气；浮滑，为饮；浮细而滑，为伤饮；浮而微，则伤客热邪风，主病寒热去来，进退不定。

右手尺内脉浮，大肠受风热，主大便秘涩，客热在下焦；浮数，主大便坚（大肠虽肺府居下焦）；寸关脉浮而疾，名阳中之阳，主头痛；尺寸俱浮，主患气，俱浮而滑，男子疝瘕，妇人有孕，或月闭不通；浮滑疾紧，为百合病。

趺阳脉浮虚者（浮为风，为虚风，脉则指下浮有力，虚脉则指下浮而无力）。

二、芤脉，指下寻之，两头即有，中间全无。其脉浮大而软，按之中央空两边实，喻似指按芤草叶。芤叶即葱类，中心空虚，故名曰芤也（主失血）。

左手寸口脉芤，主吐血，微芤者，衄血。

左手关上脉芤，主腹内作声有瘀血，亦主吐血眼暗。

左手尺内脉芤，主淋沥，小便赤或有血。

右手寸口脉芤，主胸中积血瘀血。

右手关上脉芤，主腹内暴痛，肠胃内有痛积瘀血（《活人书》云：主大便血）。

右手尺内脉芤，主大肠血痢或下血。

三、滑脉，指下寻之，三关如珠动，按之即伏，不进不退，或云往来流利，按如动珠。子而有力，替替然与数相似，故名曰滑也（主吐逆）。

左手寸口脉滑，心脏热；滑而实大，心惊、舌强。

左手关上脉滑，肝脏热，上连头目为患；滑散为瘫缓，滑而浮散者有风。

左手尺内脉滑，肾与膀胱俱热，主小便结涩、淋沥，茎中痛，尿色赤；又滑为风，多血少气，少气则四肢困疲疲疼，多血则疼痛，小便赤；滑而弦主腰脚痛，滑而弱主阴中痛（《脉赋解义》云：男子尺部见滑，主膀胱冷气缠聚，小腹急胀，便漩利数，两胁胀满，直以滑脉主冷，亦未可当如弦脉说）。

右手寸口脉滑，阳气盛实，主呕逆，滑而实，肺脏大热。主毛发干焦、胸膈壅滞、聚气为痰、头目昏重、涕唾稠黏、咽中干燥、疼痛，或时咳嗽。

右手关上脉滑，脾脏热，主口臭恶气，喘息粗大，胃脘先受寒气变为热实，饮食不下，下则吐逆，病脾风、疝；滑实为胃热，滑而大小不匀，必吐，为病进，为泄利。

右手尺内脉滑，下焦有实热，渴而引饮，饮冷过度，脐似冰冷，腹鸣时痛，或下痢，妇人主血气实，经月不通（然而尺脉滑者亦本形也，《脉赋解义》云：尺脉滑，主胞络极冷，女经不调，则以滑为阴脉也）。和缓，为妊娠；滑而浮，大小腹痛；滑而弱，大便痛；滑为鬼疰，滑数为结热，滑为痰逆。

趺阳脉滑者胃气实。

四、实脉，按之洪大牢强隐指愊愊然，故名曰实也（主病在内）。

左手寸口脉实，则胸中热甚，及生寒热；实而大，主头面热风所攻，心中躁闷，身上疼痛，面色赤；实大而滑，主舌强、心惊、语话艰难。

左手关上脉实，主腹中切痛；实而浮大，肝气盛，主眼目赤痛昏暗。

左手尺内脉实，主小腹满痛，小便涩；实而滑，主淋沥茎中痛、尿色赤；实而大，膀胱热，主小便艰难不通；实而紧，主腰痛（或本云实紧，胃中有寒，若不能食，时时利者，难治）。

右手寸口脉实，主上焦热；实而浮，是热乘肺脏，咽门干燥，伤损有疮痛，及主气塞喘咳。

右手关上脉实，脾脏虚弱，饮食减少（热气蒸脾虚也），反胃气壅滞；实而浮，脾家热，主消中，唇口干燥，饶饮水浆，食多不饱，四体劳倦（陈无择谓实而紧为胃寒，然二脉虽属阳，实脉则主热痛，紧脉则主寒痛，今二脉俱见，谓之主胃寒，恐非也）。

右手尺内脉实，主忽下痢（此则热痢，黄帝《脉经》于关部之脉实，腹满寒疝，下痢。夫其阳脉如何？主寒疝必传之讹也。今下痢移于尺部，属下焦也）。

五、弦脉，劲急如张弓弦，故名曰弦也。《脉经》以为表脉，则属阳，《伤寒论》以为阴，《脉赋解义》亦云：弦滑之脉，虽属于七表，皆主于阴。数说不同，当如《活人书》说：若弦而洪数者为阳，弦疾而沉且微细者为阴，主拘急。又巢元方、王子享以弦为虚，主拘急。

左手寸口脉弦，主头疼有心气，心胸中急痛，及心悬如人大饥之状，主劳气发作，乏力，多盗汗，手足酸痛。

左手关上脉弦沉，主患痃癖（痃者悬也，以悬于心下，或左或右或中也。癖者侧也，其气在于脐胁之侧，或上下左右也）。弦而紧者，胁下痛，为恶寒，为疝瘕，为瘀血；弦小者为寒癖。

左手尺内脉弦，主小腹急满痛。弦而滑主腰脚痛。

右手寸口脉弦，主皮毛枯槁。

右手关上脉弦，主胃中寒，有宿食及饮。

右手尺内脉弦，主小腹中拘急，下焦停滞水积；弦数，为劳疟；双弦，胁急痛；弦长为积，弦急中风热（急者紧也，弦紧多主寒，此言中风热何也）。

六、紧脉，按之实数，似切绳状，来疾而有力，故名曰紧也（主痛）。

左手寸口脉紧，主头痛；紧而沉，心中气逆冷痛。

左手关上脉紧，主心下苦满，热及心腹痛，筋脉拘急，主风气伏阳上冲，化为狂病；紧而实主患痃癖。

左手尺内脉紧，主脐下及腰脚痛。

右手寸口脉紧而沉滑，肺气实，主咳嗽。

右手关上脉紧，主脾中痛，胁肋下拘急，欲吐不吐，干呕气逆，冲昏闷盛；紧者腹胀，紧而滑者，为宿食，为蛔动，为吐逆。

右手尺内脉紧，主下焦疼痛。

紧而长过寸口者，为疰病；紧而急者，遁尸；紧而数者，寒热俱发，下之乃愈；尺寸俱紧而数，其人中毒吐逆。

七、洪脉，极大，在指下举按满指，或云来大去长，故名曰洪也（主热）。

左手寸口脉洪，主头痛、胸膈胀满、烦热。

左手关上脉洪，肝脏热，及四肢浮热，遍身疼痛（手足本属脾部，今四肢浮热，乃见肝部则知关脉主中焦病，故肝脾俱可候也）。

左手尺内脉洪，膀胱热，主小便赤涩而脚酸疼。

右手寸口脉洪，主毛发干焦，涕唾稠黏，咽喉干燥。洪而紧为喘急。

右手关上脉洪，胃中积热，主翻胃、大吐逆、口干。洪而紧为胀。

右手尺内脉洪，主大肠不通，燥粪结涩。

洪大为伤寒、热病；洪实为癫；洪紧为痈疽；洪浮为阳邪来见为祟；洪大紧急，病在外，苦头痛，发痈肿（别本云：三部俱洪，三焦俱热）。

八里脉 属阴，微、沉、缓、涩、迟、伏、濡、弱也（《秘宝》以微、沉、缓、涩、迟、伏、软、弱为阴，《伤寒论》以沉、涩、弱、弦、微为阴）。

一、微脉，指下寻之若有若无，极细而浮软，往来如秋风吹毛而无力，故名曰微也（主气痞）。

左手寸口脉微，心脏虚，多忧惕，寒热更作，寒气上侵心胸，痞结，阳不足，恶寒，虚劳盗汗；微而浮弱，心中寒。

左手关上脉微，心下气满、郁结、目暗生花、四肢拘急。

左手尺内脉微，主败血不止、男子溺血、女子崩血，久为白带。

右手寸口脉微，上焦寒气、痞结，微弱为少气、中寒。

右手关上脉微，胃中寒气、胀满、饮食不化、厥逆拘急。

右手尺内脉微，小腹寒气积聚、肚痛、脐中声吼而泻。

尺寸俱微，男子五劳、妇人绝产。

微浮，秋吉、冬病。

二、沉脉，举之不足，按之有余，重按乃得，故名曰沉也（沉为在里，主冷气、水病，一云：主湿冷洞泄）。

右手寸口脉沉，胸中气短，有寒饮及胸胁痛、有水气；沉而紧，主心中气、逆冷；沉而细，名阳中之阴，苦悲伤、不乐闻人声、少气、自汗、两臂不举。

左手关上脉沉，主心下痛、气短促、两胁满、手足时冷；沉而弦者，主疢癖、腹内痛；左手尺内脉沉，主冷气、腰背痛、小便稠数、色如米泔；沉而细，名曰阴中之阴，苦两胫酸疼不能久立、阴气衰少、小便余沥、阴下湿痒（沉本肾脉，但全沉则为病。如沉濡而滑，则为平脉也）。

右手寸口脉沉紧而滑，主咳嗽；沉细而滑，主骨蒸病，寒热交作，皮毛干涩；沉细为少气、臂不能举。

右手关上脉沉，主心下满、苦吞酸；沉紧，为悬饮；沉在下则为实。

右手尺内脉沉，主患水病、腰脚沉重而弱；沉而紧，主腰脚寒痛；沉而细者，苦疠痛、下重痢；沉滑者，有寸白虫（此脾虫见于此），为下重，背脊痛，为风水（肾主水因何见此？盖命门与肾同气故也）。

沉弱为寒热，沉迟为痼冷，沉重为伤暑发热，沉紧为上热下冷，沉重而中散者，因寒食成症，沉重而直前绝者，有瘀血在腹，沉重不至寸，徘徊绝者为遁。

三、缓脉，指下寻之，浮大而软，去来微迟，故名曰缓也（主风结）。

左手寸口脉缓，主脊项筋紧急、搐痛（肝主筋，今见心部，何耶？盖项筋属上焦故也）。

右手关上脉缓，主眩晕，腹内气结，痛如筋紧之状。

左手尺内脉缓，肾虚、耳鸣、有冷结气、梦为鬼随、小便难、有余沥（此冷淋也）。

右手寸口脉缓，主气促不安、皮肤顽痹不仁，为气不足。

左手关上脉缓，主风寒入肌肉、胃虚不能食；缓而滑，胃中热（脾之本脉软大而缓，若全缓则为病脉）。

右手尺内脉缓，下焦寒、脚弱、下肿、风气秘滞；缓而滑，为热中；缓而迟，为虚寒相搏、食冷则咽痛。

　　四、涩脉，细而迟，往来难，时一止，轻手乃得，重手不得，按之数浮，如轻刀刮竹皮，或云三五不调，如雨沾沙，故名曰涩也（即黄帝涩脉，王冰云：阳气有余则血少，故脉涩主身热无汗。此言未足信，其实阴虚之脉也，主血气不足而痹）。

　　左手寸口脉涩，主荣卫不足，无心力、不能多言，主中雾露、冷气、亡汗、心痛。

　　左手关上脉涩，肝脏虚，主而散失、肋胀胁满（两胁下有骨处为肋，肋者勒也，以勒五气。肋下无骨处为胁），通身疼痛，女子有孕胎痛、无孕败血（谓崩中漏下，或血痕，月信不调之候是也）。

　　左手尺内脉涩，肾脏虚，乱梦涉水、小便数、精频漏及患疝气、小肠气。

　　右手寸口脉涩，上焦冷、阳虚、卫气不足、痞涩、气促无力、背膊刺痛。

　　右手关上脉涩，脾气不足而痛、不思饮食、胃冷而呕。

　　右手尺内脉涩，主小腹冷，作雷鸣及下痢、足胫逆冷。涩细而紧者为寒湿痹。

　　五、迟脉，一息三至，去来极迟，重手乃得，隐隐迟慢，故名曰迟也（迟为肾虚之脉，主虚，恶寒，气塞满胀）。

左手寸口脉迟，主心上寒。

左手关上脉迟，主腹中冷痛（此脐以上痛也）。

左手尺内脉迟，主肾虚不安、小便白浊、身寒体颤、夜梦惊悸。

右手寸口脉迟，主上焦有寒。

右手关上脉迟，主中焦有寒、胃冷不欲食、吞酸吐水；迟而涩，胃中寒、有癥结。

右手尺内脉迟，主下焦有寒、腰脚沉重。

关迟名曰阴中之阴，其人苦悲愁不乐、少气力而多汗。

六、伏脉，按之著骨乃得，不出其位，举之全无，故名曰伏也（主物聚）。

左手寸口脉伏，主胸中有聚物。

左手关上脉伏，主阴病常欲瞑目。

左手尺内脉伏，主小腹痛、寒疝、瘕。

右手寸口脉伏，主胸中气滞、有痰、噎塞不通。

右手关上脉伏，主中脘有滞物，及肠澼、水气、溏泄。

右手尺内脉伏，主宿食不消，伏而芤，大便去血。

七、濡脉，按之似有，举之全无。一云按之似无，举之全无，力极软而浮细。一云按之不见，轻手乃得，不能隐指，故名曰濡也（即黄帝所谓软脉，《集韵》濡软二字，同呼同用，主恶寒）。

左手寸口脉濡，主虚损、多汗、五心烦热。

左手关上脉濡，主体重、少力、虚弱、精神离散。

左手尺内脉濡，主肾虚损、骨髓不温、肉不著骨、齿长而枯、发无润泽、脑转耳鸣；濡而弱为小便难（此冷淋也，论大小便虽在尺部，当参寸部大小肠脉方准）。

右手寸口脉濡，主元气败、少力。

右手关上脉濡，脾气弱、苦虚冷、重下痢。

右手尺内脉濡，主发热恶寒、下元冷极。

濡而弱为内热外冷、自汗（此虚热盗汗也）。

八、弱脉，指下寻之如烂绵，轻手乃得，重手稍无，极软而弱，细按之欲绝指下，故名曰弱也（主虚而筋痿及风气）。

左手寸口脉弱，主心中悸、阳气虚、汗自出。

左手关上脉弱，主筋痿，弱微而浮散，主目暗生花、妇人产后、客风面肿；弱而虚，为风热（此风虚而客热）。

左手尺内脉弱，主骨肉酸痛。

右手寸口脉弱，阳道虚损、卫气不足；弱微而浮散，主气滞。

右手关上脉弱，胃气虚、有客热（不可大攻，恐热去寒起也）。

右手尺内脉弱，下焦冷、无阳气。

古人于左右尺部诊大小便，往往少验，然大便出于大肠，大肠乃肺之府，当于右手寸口脉参之。小便出于小肠，小肠乃心之府，当于左手寸口脉参之。

九道脉 属阳者二，属阴者七。

一、长脉，属阳，指下寻之，往来通度三关，如持竿状，举之有余曰长，过于本位亦曰长（黄帝《脉经》无长脉，有散脉，云大为散，乃阳盛阴虚之脉，焉知散非长也）。主浑身壮热、坐卧不安（是阳毒邪热之气居于三焦，患在于表，宜徐徐发表出汗而愈，散脉按之满指，六府气绝于外，则手足寒，上气，五脏气绝于内则下利不禁，甚者不仁，其脉皆散。散则不聚，病亦危矣）。

二、促脉，属阳，阳盛则促，按之极数，时止复来曰促。主积聚、气痞、四肢困劣、精神交乱，忧思所成（若诊之，向前而来，渐出关上，并居寸口，疾数则病血热，发成斑点，忽然退减则生，渐加即死。然其促有五，曰气、曰血、曰饮、曰食、曰痰，以五者留滞不行则止促，止促非恶脉也）。

三、短脉，属阴，指下寻之，往来极短曰短，不及本位亦曰短。主四体恶寒、阴中伏阳、三焦气壅、宿食不消（宜大泻，通利肠胃而安）；短而滑者，病酒；短而数者，心痛、烦躁。

四、虚脉，属阴，按之不足，迟大而软曰虚。主气血虚、生烦热、少力、多惊、心中恍惚、健忘（宜补益三焦即安）；

虚为脚弱、为食不化、为伤暑、小儿主惊风。

五、结脉，属阴，阴盛则结，脉往来迟缓，时一止复来，曰结。主胸满、烦躁、积气生于脾脏之傍、大肠作阵疼痛（宜宣泻于三焦而愈）；结为痰、为饮、为血、为积、为气（一云：气塞脉缓则为结，《活人书》云：阴盛发躁）。

六、牢脉，属阴，按之实强，有似沉状，一云沉伏实大如按鼓皮曰牢（即黄帝所谓华脉也）。主骨肉疼痛、皮肤红肿、胸中气壅、喘息短促（此心绝之脉也）。尺脉牢，男子主阴疝偏坠、女人主血崩瘕聚（胞肾虚冷使然）；尺寸脉牢而长，关中无，为阴干阳，苦两胫重、小腹引腰痛；革为满、为急、为虚寒相搏、妇人半产漏下、男子亡血失精。

七、动脉，属阴，指下按之无头尾，大如豆，沉沉微动，不来不往，曰动。主四体虚劳疼痛、崩中血利，为惊恐、为挛、为泄（众经悉皆以动为阳脉，此脉居关上，阴阳相搏为动，阳励则汗出，阴动则发热）。

八、细脉，属阴，指下寻之，细如丝线，来往极微小，曰细。主胫酸髓冷、乏力损精、囊下湿痒、小便遗沥。细为气血俱虚、为病在内、为积、为伤湿、为后泄、为寒、为神劳、为忧伤过度、为腹满；细而紧，为寒疝、为癥瘕积聚、为刺痛；细而滑为僵仆、为发热、为呕吐。

九、代脉，属阴，指下寻之，往来缓动而中止不能自还，因而复动，或云脏绝中止，余脏代动，曰代。主形容羸瘦、口不能言（老得之生，少得之死，妇人亦然。有孕约三月余日也，代为五脏气绝之脉）。

右前七表八里九道共二十四脉，按诸家脉书，皆二十四脉，互有少异，但无濡、牢、长、短四脉，却有数、革、软、散四脉，若取诸家脉经观之，乃有数、革、软、散、大五脉（革、软、散脉已见于前）。

数脉，属阳，指下寻之，去来急速，一息六至，曰数。主热，数为虚、为烦渴、为烦满；寸口脉数，主头痛；关上脉数，脾热、口臭、生疮、胃热、呕吐；尺内脉数，下、恶寒、小便黄赤（言虚当如浮脉说）。

大脉，属阳，指下往来满大，主热。大为病进，寸口脉壮大，尺中无，此为阳干阴，若腰背痛、阴中伤、足胫寒；大而坚疾，主癫病（大脉即洪脉，此阳盛之脉，如何主癫？经云：重阳者狂，重阴者癫，谓主狂病）。

七死脉

一、弹石脉，在筋肉皮，按举皆劈劈急，曰瘅石。是肺绝，死脉也（弹石脉者兼处厚，谓肺绝之脉，此说既未稳，吴仲广又推广之，以为象西方金，令肝元绝，其说尤穿凿，当以为肾绝之脉可也。石乃肾之本，脉合沉濡而滑，今其脏脉现，如弹石劈劈然凑指，殊无息数，其死无疑矣）。

二、解索脉，在筋肉上，动数而随散乱，无复次第，曰解索。是五脏绝，死脉也（王叔和云：解索散散而无聚。吴仲广云：解索脉者，其形见于两尺，脉来指下，散而不聚。若分于两畔，更无息数，是精髓已耗，将死之候也）。

三、雀啄脉，在筋肉，来而数急，曰雀啄是心绝，死脉也（王叔和云：雀啄顿木而又住。吴仲广云：雀啄者木脉也）。主脾无谷气，已绝胃气，无所荣养，其脉来指下连连凑指数急，殊无息数，但有进而无退，顿绝，自去良久，准前又来，宛如鸡践食之貌，但数日之寿也（据此所云，乃脾绝之脉，萧处厚谓之心绝，何耶？王叔和云：雀啄顿木而住，此雀乃啄木儿也。吴仲广因其顿木之说，遂认为木脉，木脉者，肝脉也，其说尤达，当以脾绝为是）。

四、屋漏脉，在筋，按之止，时起而不相连，曰屋漏。是心肺绝，死脉也（王叔和云：屋漏将绝而复起。吴仲广云：屋漏脉者，主胃经已绝，谷气空虚，其脉来指下，按之极慢，二十息之间或来一至，若屋漏之水滴于地上，而四畔溅起之貌，立死之候也。据此云乃胃绝之脉何？萧处厚谓心肺绝脉耶）。

五、虾游脉，在皮毛，浮而再起、寻还退没，不知所在，起迟而去速，曰虾游。是脾胃绝，死脉也（王叔和云：虾游冉冉，而进退难寻。吴仲广云：虾游之脉，其来指下若虾游于水面，泛泛而不动，瞥然惊掉而去，将手欲趋，杳然不见，须臾于指下又来，良久，准前复去。又如虾蟆入水之形，瞥然而上，倏然而去，此是神魂已去，行尸之候，立死也）。

六、鱼翔脉，在皮肉上，如鱼不行，而但掉尾动身，疏而作久，曰鱼翔。是肾绝，死脉也（王叔和云：鱼跃澄澄而迟疑掉尾。吴仲广云：鱼翔之脉，主肾与命门皆绝，卫气与荣血两亡，其脉来指下寻之，即有泛泛高虚，前定而后动，殊无息数，宛如鱼游于水面，头不动而尾缓摇之貌，故曰鱼翔也。又曰亡阳之候，死矣。旦占夕死，夕占旦死，日中占夜半死，夜半占日中死）。

七、釜沸脉，在皮肉上，涌涌如羹上肥，曰釜沸。是死脉也。

诊七表相承病法

浮芤相传中风衄血，浮滑相传中风吐逆，

浮实相传中风下利，浮弦相传中风拘急，

浮紧相传中风体痛，浮洪相传中风发热。

《察病指南》卷之中终

察病指南　卷下

岘山施桂堂著

裴吉生刊

察诸病生死脉法

伤寒类

伤寒热盛，脉浮大者生，沉小者死。

伤寒头痛，脉洪大者可治，实牢者生，沉细者死。

伤寒已得汗，脉沉小者生，浮大者死。

伤寒咳嗽上气，脉散者死（谓其形损故也）。

瘟病类

瘟病三四日不得汗，脉细难得者死。

瘟病瀼瀼大热，脉细小者死。

瘟病身体温，脉洪大者可治，微细者剧。

瘟病大便不利，腹中痛甚者死。

热病类

热病三五日，身体热，腹满痛，食饮如故，脉直而疾者，八日死。

热病七八日，气不喘，脉不数者，当后三日温汗，汗不出者死。

热病七八日，脉微细小，便黄赤，口燥，舌焦干黑者死。

热病已得汗，脉安静者生，躁盛者气极也，必死。

热病汗后，脉静者当便瘥，喘热脉乱者死。

热病脉躁盛，得汗者生，不得汗者，阳极也，十死不治。

热病已得汗，常大热不去者死（脉必盛也）。

热病已得汗，热未去，脉微躁者，切不得针灸。

热病发热甚者，其脉阴阳皆竭，切勿针灸，汗不出者，必死。

水病类

水病，脉洪者可治，微细者不可治。

水病，腹大如鼓，脉实者生，虚者死。

水病，阴闭脉浮大者生，沉细虚小者死。

消渴类

消渴，脉数大者生，细小浮短者死（一云虚小者死）。

消渴，脉实大病久可治，脉小紧急不可治（人病口甘而渴，此因数食甘美而多肥，五气之溢也，谓之脾瘅。或病口苦而渴，此因数谋虑不决，胆气上溢也，谓之胆瘅。凡消瘅之脉实大，病久可治；悬小坚，病久不可治）。

泄泻类

泄而腹胀，脉弦者死。

腹大而泄，脉微细而涩者生，紧大而滑者死。

泄注，脉缓微小者生，浮大数者死。

注下，脉细者可治，浮大者剧。

洞泄，食不化，下脓血，脉微小者生，紧急者死。

下痢类

下痢，脉微小者生，大而浮洪者生。

下痢脓血，脉悬绝者死，滑者死。

下痢白沫，脉沉者生，浮者死。

肠澼类（痔也）

肠澼下白脓（一云白沫），脉沉者生，浮者死。

肠游下脓血，脉沉小流连者生，数疾大热者死。

肠澼下脓血，脉悬绝者死（一云悬涩），滑大者生。

肠澼身不热，脉不绝，滑大者生，弦涩者死。

肠澼，有寒者生，有热者死。

肠澼筋挛，脉细小安静者生，浮大坚者死。

咳嗽类

咳嗽，脉浮直者生，沉坚者死。

咳嗽，羸瘦，脉坚大者死。

嗽脱形，发热，脉紧息者死。

嗽而呕，脉弦欲绝者死。

诸嗽，脉浮软者生，沉伏者死。

上气类

上气，脉数者死。上气浮肿，脉浮滑者生，微细者死。上气面浮肿，肩息，脉大不可治，加痢必死。

上气喘息，低昂，其脉滑，手足温者生，脉涩，四肢寒者死。

寒气上攻，脉实而顺滑者生，实而逆涩者死。

中风类

中风口噤，脉迟浮者生，急实大数者死。

被风不仁，痿厥，脉虚者生，坚者死。

癫狂类

癫狂恍惚，病脉实牢者吉，沉细者凶。

癫疾，脉大而滑者，久久自已，脉小紧急者死。

狂病妄语，身微热，脉洪大者生；四肢逆冷，脉沉细者，一日死。

霍乱类

霍乱，脉微细者生，微迟，气少不言者死（一云：脉浮洪者生）。

头目类

风痰头痛，脉浮大者生，短涩者死。

头目痛，卒视无所见者死。

病目不见人，脉涩者生，浮大洪直者死。

闭目不欲见人，脉浮短而涩者死。

开目而渴，心下牢，脉沉涩而微者死。

心腹类

心腹痛，脉沉细者生，浮大弦长者死。

心腹痛、积聚，脉坚急者生，虚弱者死。

心腹积聚，其脉劲强者生，沉小者死。

心下坚硬，若渴，脉沉细者生，浮大而坚者死。

腹肿，脉浮大者生，虚小者死。

汗　类

病多汗，脉虚小者吉，紧者凶。

病汗不出，出而不至足者死。

厥逆汗出，脉紧，弦急者生，虚缓者死。

血　类

吐血而嗽，上气，脉数，有热不得卧者死。

吐血衄血，脉滑小弱者生，实大者死（一云沉细者生，浮大者死；一云浮大而牢者死）。

衄血汗出，脉小滑者生，大躁者死。

唾血，脉坚强者死，滑者生。

瘀血在内腹胀，脉牢大者生，沉者死。

金疮类

金疮出血太多，脉虚细者生，实大者死（急疾大数者死。一云：血出不断，脉大而止者，三七日死。一云：伤在阳处者，去血四五斗，脉微缓而迟者生，急疾者死）。

金疮失血，脉沉小者生，浮大者死（一云：实大而浮者死）。

坠压类

从高顿仆，内伤肠满，脉坚强者生，小弱者死。

中毒类

中毒药，脉洪大而速者吉，细而但出不入，并大小不齐者皆凶。

卒中恶毒，脉大而缓者生（一云：坚而微细者生），坚而浮者死。

中恶腹胀，脉紧细者生，浮大者死（脉紧细微者生，紧大而浮者死）。

中恶吐血数升，脉浮大而疾者生，沉数细者死。

患虫毒，尺寸脉紧数而直硬者死。

杂病类

咳而尿血，脉微细者生，大者死。

寒热瘰疬，脉代绝者死。

外实内热吐泻，脉沉细者生，洪大者死。

内实，腹胀痛、干呕、手足烦热，脉洪大实者生，沉细者死。

阴阳俱竭，齿上如熟小豆，脉躁者死。

身热脉浮涩者死。

无故而喑，脉不至，此气暴厥，气复则已。

病人饥寒，脉细气少，泄痢，饮食不入，是谓五虚，其人必死。

病人浆粥入胃，泄注，上则肌大热，前后不通，胃闷，脉盛，是谓五实，其人必死。若得身汗、后利则生。

老人脉微，阳羸阴强者生，脉躁大加息者死。阴羸阳强，脉至而代，奇日而死。病甚，脉洪大者易瘥，脉不调者难瘥。

病人脉实大急数者凶。

左手寸口脉偏动，乍大乍小，从寸至关，从关至尺，三部之位处处动摇，各异不同，其人仲夏得此脉，桃叶落时死。脉若小急，背膈偏枯，年不满二十者，三岁死。脉至而搏，衄血身热者死。

右手寸口脉偏沉伏，乍大乍小，朝来浮大，暮即沉伏，浮大则上过鱼际，沉伏则下不至关，来往无常，时伏又来者，榆叶枯落时死。

三部脉皆涩、皆滑、皆紧急、皆软弱、皆如张弓、皆微而伏、皆细而数、皆累累如珠者长，病人得之皆死。

诊太冲冲阳脉

太冲穴，在两足大指本节后二寸，陷中动脉是（一云一寸半），足厥阴之所注。诊此者，可决男子之死生也（或诊太溪命门脉，穴在足内踝后，跟骨上动脉陷中）。

冲阳穴（一名会源，即跌阳穴也）在足跗上五寸，骨间动脉，上去陷谷三寸是（即足面系鞋之所）。诊此者以察其胃气之有无也。

论病之本

肝恶风，诸风掉眩，其本在肝。

心恶热，诸热暴瘛，疮疡血疾，其本在心。

脾恶湿，诸湿肿满，其本在脾。

肺恶寒，诸气愤郁，其本在肺。

肾恶燥，诸寒收引，其本在肾。

诸厥痼泄，其本在下。

诸痿喘呕，其本在上。

察杂病生死证

疟病，腰脊强急瘛疭者，不可治。

肌瘦脱肛，形热不去者死。

尸厥，体无所知，耳内有声如啸，汗出身温者，当自愈；唇青身冷者，必死。

内外俱虚，身体冷汗出，微呕而烦扰，手足厥逆，体不安静者死。

形羸不能服药，谷气绝也，一病才已，一病复生，五行胜复相乘也，其人必死。

五脏虚实外候

肝实则目赤胁疼，多怒颊肿，头旋耳聋，宜泻之。虚则目暗，筋挛胁拘，多悲恐，爪甲枯，不得太息，宜补之。

心实则胸胁背臂尽痛，喜笑不休，口舌干燥，宜泻之。虚则少颜色，惊悸，忧悲，舌根强，腰背痛，宜补之。

脾实则腹胀，大便不利，足痿不收，行苦，脚下痛，身重，苦饥，宜泻之。虚则吐逆，腹胀肠鸣，饮食不化，泄利无时，宜补之。

肺实则肩背股胫皆痛，喘嗽上气，宜泻之。虚则少气咳血，耳聋嗌干，宜补之。

肾实则腹胀体肿，汗出憎风，面目黧黑，少气飧泄，小便黄色，宜泻之。虚则䏚中冷（乃胁下夹脊两傍空软处也），脊疼，耳聋，厥逆无时，小便色变，宜鹿茸巴戟补之。

脏腑病外候

喜寒而欲见人，为腑病，属阳。喜温而不欲见人，为脏病，属阴。

诊妇人病脉生死诀

妇人胞中绝伤，有恶血，久结成瘕，其病腹痛，逆满气上冲，尺涩脉如坚，为血实气虚，尺脉细而微，血气俱不足，谷气不充，得节转枣叶生时死。

妇人赤白带下，脉迟滑吉，数疾凶。

妇人新产，脉缓滑者生，实大弦急者死。沉小者吉，坚牢者凶。寸口脉沉微附骨不绝者生，涩疾不调者死。

妇人已产，脉沉小实者吉，浮虚者凶。

妇人产后热病，脉细四肢暖者生，脉大四肢冷者死。

治蓐，脉缓滑沉小细者生，实大弦急坚牢者死。

辨胎脉

脉动入产门者，有胎也（谓出尺脉外，名曰产门）。

尺中脉数而旺者，有胎脉也（一云细滑而不绝者是也，一云脉微是经脉闭塞成胎也，或带数是血盛之脉有胎也）。

左手尺脉浮洪者为男胎，右手尺脉沉实者为女胎。

关部脉滑者为有子（《素问》曰：滑为多血少气，故有子也）。

左手寸口脉浮大，为怀男，右手寸口脉沉细，为怀女。

足太阳膀胱洪大，是男孕，手太阴肺脉洪大，是女孕。

阳脉皆为男，阴脉皆为女。

阴中见阳为男，阳中见阴为女。

手少阴脉动甚者，妊子也。

两手尺部俱洪者为两男，俱沉实者为二女（一云左手带纵为两男。纵者，夫乘妻也，即鬼贼脉也。王氏《脉经》云：水行乘火，金行乘木，名曰纵也。右手带横为双女，横者妻乘夫也，即所胜脉也。谓火行乘水，木行乘金，名曰横也）。

左手脉逆为三男（逆者子乘母也，即己所生脉也。王氏曰：水行乘金，火行乘木，名曰逆也）。

右手脉顺为三女（顺者母乘子也，即生己之脉也。谓金行乘水，木行乘火，名曰顺也）。

寸关尺脉，大小迟疾，皆相应，双怀一男一女（一云足太阳、手太阴脉俱洪者，一男一女）。

脉滑而疾者，三月胎候也，但疾不散者，五月也。

关上一动一止者一月，二动一止者二月（准此推之，万不失一）。

中冲足阳明胃脉连胞络，脉来滑疾者，受孕及九旬。

尺脉沉细而滑，或离经夜半觉痛，日中则生。

外候胎法

左乳先有核者为男，右乳先有核者为女。

又法；令娘妇面南行，于背后呼之，左回来者生男，右回来者生女。

妊娠杂病生死外候

血漏胞干者杀胎，亦损妊母。

心肠急痛，面目青色，冷汗自出，气欲绝者死。

血下不止，胎冲上，四肢冷闷者死。

举重顿仆，致胎死腹中，未出而血不止，冲心闷痛者死。

产难外候

寒热频作，舌下脉青而黑，舌卷上冷，子母俱死。

唇口俱青，痰沫呕出，子母皆死。

面赤舌青，母活子死。

面舌俱青，痰沫频出，子活母死。

面青舌赤，口中沫出，母死子活。

诊小儿杂病脉法

凡小儿五岁以下，三岁以上，只看形。五岁以上，渐可诊脉，呼吸八至，是常脉也，九至者病，十至病者困（许氏以大指按三部，十至为发热，五至为内胀）。

小儿脉浮而数，主乳痫、风热之病。

小儿脉浮而数，主五脏壅（因乳热或著绵衣过多如此）。

小儿脉虚涩，主惊风（及浮则主风，促急主虚惊）。

小儿脉紧，主风痫。

小儿脉紧而弦，主腹痛不安。

小儿脉弦急，主气缠绕不和。

小儿脉牢而实，主大肠秘。

小儿脉沉而数，主骨中寒（此数为虚，虚则髓少，故骨中寒）。

小儿脉沉而细，主冷。

小儿脉大小不等，乍大乍小，皆有祸祟。

小儿脉小，或缓或沉，皆主食不消化。

小儿变蒸之时，身热脉乱，汗出不欲食，乳食即吐，切不可医，必自瘥（其候身热神昏，或吐乳泻黄沫，多啼，无喜悦，唇上生白珠子是也，每三十二日必一变，六十四日再变，兼蒸，或二十八日及三十日必变者，亦无定期，至二五日方歇，歇后精神必有异于前也）。

辨小儿生死脉

小儿中风热，喘鸣肩息，脉缓则生，急则死。

小儿痢疾，脉浮大而腹痛者必死。

乳子病热，脉悬小，手足温则生，寒则死。

小儿困，汗出如珠，著身不流者死。

小儿有病，胸陷，口唇干，目直视，口中气冷，头低，卧不举身，手足垂软，身体强直，掌中冷，皆不可治，脉乱者同。

小儿死证一十五候歌

眼上赤脉，下贯瞳人，囟门肿起，兼及作坑，鼻干黑燥，肚大青筋，目多直视，睛不转睛，指甲黑色，忽作鸦声，虚舌出口，啮齿咬人，鱼口气急，啼不作声，蛔虫既出，必是死形。

看小儿虎口诀

凡婴孩生下一月至三岁，当看虎口内脉两边（脉有黄、青、红、紫、黑五色，除黄色为平和黑色为危急外，青、红、紫色可以察病）。

青色，受胎气不全，主惊、积、多搐搦

指脉深青卧不宁，微青脉痛粪多青，青兼黑色盘肠吊，发搐牵抽不暂停。

红色惊入脾窍

孩儿指脉深红色，发热惊时自强直，微红下痢腹中疼，吐泻脾虚多不食。

紫色胎惊热

指中纹生紫色深，惊时哭泣又呻吟，微中紫色肠中痛，吐泻纹变中恶心。

听声验病诀（声者脏之音也）

肝应角，其声悲而和雅，

心应徵，其声雄而清明，

脾应宫，其声慢而缓大，

肺应商，其声促而清冷，

肾应羽，其声沉而细长，

声悲是肝病（一云声呼），

声雄是心病（一云声笑），

声慢是脾病（一云声歌），

声促是肺病（一云声哭），

声沉是肾病（一云声呻），

以上脏病也。

声清是胆病，声短是小肠病，

声速是胃病，声长是大肠病，

声微是膀胱病。

以上腑病也。

声悲慢是肝脾相克病，

声速微细是胃膀胱相克病，

声细长是实，声轻是虚，声沉粗是风，

声短细是气，声粗是热，声短迟是泻，

声病长是痢，声实是秘涩。

察五脏色知生死诀（色者气之华也）

肝病面青，如翠羽或如苍玉之泽者生，如蓝、如地苔、如草兹、如枯草，眼眶陷入者三日死。

面肿苍黑，舌卷而青，四肢乏力，两眼如盲，泣出不止，八日死。此肝脏绝也（一云中热、嗌干、善溺、心烦、舌卷、卵上缩）。

病人筋绝，爪甲枯黑，八日死。

面青目黄，半日死（一云五日死）。

手足甲青，频呼骂者，是筋绝，九日死。

项筋舒展者死。

目无精光齿断黑者死。

病人目睘绝，系不能正，胆绝也。

心病面赤，如鸡冠之色或如帛裹朱者生，如代赭、如衃血、如瘀血，一日死。

面黧、肩息、直视、掌肿没纹、狂言身热，一日死。此心脏绝也。

面赤目青者立死。

病人脉绝，口张唇青，毛发干竖，五日死。

久病人两颊颧赤，口张气直者死。

脾病，面黄如蟹腹，如罗裹雄黄者生，如枳实、如黄土色、四肢肿起者，九日死。

面浮黄，脐肤肿满，泄泻下痢，肌涩唇反，十二日死。此脾脏绝也。

人中满背青，三日死。

唇青，体冷，遗尿，不食，四日死。

肩息、直视、唇焦者死。

体肿，溺赤频数不止者，是肉绝，六日死。

口目动作，善惊妄言，胃绝也。

目眦黄者，病欲愈，有胃气也。

面如土色不食者，四日死。胃气绝也。

肺病面白如豕膏，或如白璧之泽者生，如盐、如垩、如枯骨者死。

口鼻气出，唇反无文，色黑似煤，皮毛干焦，爪甲枯折者，三日死。此肺脏绝也。

面白毛折者死。

发直如麻者，半日死。

肾病面黑如乌羽，或如黑漆而泽者生，如炲、如炭煤，耳色痿黄，兼卒呻吟，四日死。

面黑齿痛，两目如盲，自汗如水，腰折沉重，皮肉濡结，发无润泽者，四日死。此肾脏绝也。

病人骨绝，齿如熟豆，一日死。

耳目口鼻黑色起者死。

面黑目白者，八日死。

面肿苍黑者死。

脊痛腰重不能反覆者死。

面黑齿长而垢，腹胀闭不得息，善噎，善呕，皮毛焦，肾脏绝也。

大凡黄赤为热，白黑为寒，青黑为痛。

病人脚趺肿起，身体沉重，卒失屎溺，妄语错乱，忽作尸臭，阴囊皆肿，口反张，爪甲黑，两目直视，皆死证也。

头倾视深，精气将夺，谓项不能举，天柱骨折也，转腰不能，肾气已惫，背曲肩随，腑气已坏。其音嘶者是气不朝肺，声散者，肺损也。凡见此证，不出三岁。

考昧知病法

好食酸则肝病，好食苦则心病，好食甘则脾病，好食辛则肺病，好食咸则肾病。

好食热则内寒，好食冷则内热。

原　梦

肝气盛则梦怒，心气盛则梦喜，脾气盛则梦歌乐，肺气盛则梦哭，肾气盛则梦恐惧。

上虚则梦堕，下虚则梦飞。

阳盛则梦大火而燔灼，阴盛则梦大水而恐惧。

阴阳俱虚则梦相杀毁伤。

甚饱则梦予，甚饥则梦取。

短虫多则梦聚众，长虫多则梦相击毁伤。

王叔和《脉诀》，余于其滑、实、弦、紧四脉有疑焉，滑弦之脉略论于前，而实紧之脉未尽释。张仲景以浮紧为伤寒，用之常验矣。独实脉或以为热，或以为寒，余谓实不当以寒言。姑并录之，以俟明哲者。

《察病指南》卷之下终

补白

察病之法，古重四诊；四诊之中，望诊最要；望诊之中，辨舌最为有据。四明曹炳章君是以有《辨舌指南》之辑，医者当各手一编。

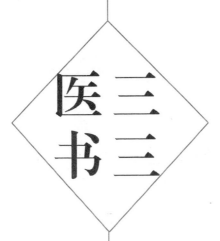

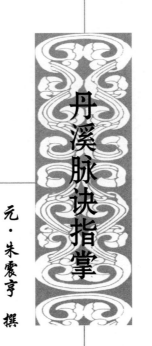

丹溪脉诀指掌

元·朱震亨　撰

提要

　　医师治病，首重诊断，诊断既确，对症发药，效如桴鼓。中医诊察方法，向以望闻问切为指归，而脉学为尤要。盖凭脉断症，确切不移，按脉知病，夫岂诳言？特是吾国医籍纵有汗牛充栋之誉，而精详切用之脉学专书不甚多见。本社有鉴于斯，前曾刊行《玉函经》及《诊脉三十二辨》，际兹三集开印，特再精选《丹溪脉诀指掌》一种。系京江刘吉人前贤校正，选录内容精美，读者自知。

目录

丹溪脉诀指掌

京江刘吉人校正选录

绍兴裘吉生校刊

右手足六经脉

尺：手少阳三焦脉洪散而急，手厥阴胞络脉沉弦而散。

关：足阳明胃脉浮长而滑，足太阴脾脉沉软而滑。

寸：手阳明大肠脉浮短而滑，手太阴肺脉涩短而滑。

左手足六经脉

尺：足太阳膀胱脉洪滑而长，足少阴肾脉浮濡而滑（一作沉濡）。

关：足少阳胆脉弦大而浮，足厥阴肝脉弦细而长。

寸：手太阳小肠脉洪大而紧，手少阴心脉洪而微实。

此阴阳六经脉之常体。及其消息盈虚则变化不测，运动密稀与天地参同，彼春之暖为夏之暑，彼秋之燥为冬之怒，四变之动、脉与之应者，乃气候之至脉也。

辨五脏内伤七情于气口说

右手关前一分为气口者，以候人之脏气郁发与气兼并，过与不及。乘克传变必见于脉者，以食气入胃，淫精于脉，脉皆自胃出，故候于气口。经曰：五脏皆禀于胃，胃者五脏之本。气不能自致于手太阴，必因胃气而至，邪气胜胃气衰则病甚；胃气绝，真脏脉独见则死。

辨七情郁发五脏变病脉法

春肝　弦　肝病　弦

夏心　洪　心病　洪

假如长夏脾脉濡，濡多胃少曰脾病，但濡无胃气者死。

秋肺　涩　肺病　涩

冬肾　沉　肾病　沉

天地草木无土气不生，人无胃气则死，胃气脉者利缓不迫之状也。

春　涩　秋　涩

夏　沉　冬　沉

若其（乘克相胜虽有胃气）而长夏有弦脉，微见者春必病，弦甚者为令病。

秋　洪　长夏　洪

冬　濡　夏　濡

辨五脏过不及之为病

观夫太过不及之脉之大要，迫近而散不可失机，审而调之为上士矣，学者不可不察也。

春肝脉合浮细而长，太过则实强令人善怒、心忽、眩冒、喘疾；不及则微而虚，令人胸痛引背胁胠满。

夏心脉合洪而微实，太过则来去皆盛，令人耳热、肤痛为浸淫；不及则如鸟之喙，令人九窍不通，名曰重强。

长夏脾脉合沉而濡长，太过则如水之流，令人四肢不举；不及则来不盛去盛，令人心烦、上咳唾、下泄气。

秋肺脉合浮而短涩，太过则中坚旁虚，令人通气，背痛愠愠然；不及则毛如微，令人呼吸少气、喘有声。

冬肾脉合沉实而紧，太过则有如弹石，令人解，你背脊痛、少不能言；不及则来去如数，令人心悬如饥，䏚中清、脊痛少腹满、小便涩。

辨五志脉

人之五脏以配五行金木水火土，以养魂神意魄志，而生怒喜思忧恐，故因怒则魂门不安（弛张），木气奋激（克土），肺心乘之，脉见弦涩，涩者金也，应于（气口左关）。

喜则神廷融溢火气赫羲，肾水乘之，脉见沉散，沉者水也，应于（气口左寸）。

思则意舍不宁，土气凝结，肝木乘之，脉见弦弱，弦者木也，应于（气口右关）。

忧则魄户不闭，金气涩紧，心火（克水）乘之，脉见洪短，洪者火也，应于（气口右寸）。

恐则志室不遂，水气旋却，脾土（克火）乘之，脉见沉缓者，缓土也（或濡，濡亦土也），应于（气口左尺）。

此盖五情以不正侮所不胜，经所谓不恒其德，恃其能，乘而侮之，甚则所胜来复侮，反受邪，此之谓也。凡怒则魂门弛张，木气奋激，侮其脾土，甚则土之子金，乘其肝之侮土之隙虚来复母仇，克其肝木，是谓侮反受邪，肝脉反涩者金也，是犹吴王、夫差之争盟，侮楚空国，而出精锐悉行，越王乘其虚而伐之，遂以破吴，吴本侮楚，反为越破，侮反受邪，即此义也，脉应于气口左关弦涩。

其金木水火土皆仿此解。

凡悲则伤肺，故肺脉自虚，经曰：悲则气结脉虚，心火来乘，金气自虚，故悲则泪下，或因风寒、饮食之气上逆，留于胸中，留而不去，久为寒中，或曰肺金乘肝木而为泪，故悲则右寸脉虚。

凡惊则气乱，惊则肝气散乱，乘其脾土，故小儿惊则泻青，大人惊则面青者，肝血乱而下降，故青。其肝脉亦乱，一曰惊则肝气乘心，故大惊者，心脉易位，向里惊气入心者，多尿血也。脉应于气口左关散乱。

传授胜克流变，又当详而论之，故经云：五脏受气于其能生，传之于其所胜，气舍于其所生，死于其所不胜，如：

肝受气于心，传之于脾，气舍于肾，至肺而死。

心受气于脾，传之于肺，气舍于肝，至肾而死。

脾受气于肺，传之于肾，气舍于心，至肝而死。

肺受气于肾，传之于肝，气舍于脾，至心而死。

肾受气于肝，传之于心，气舍于肺，至脾而死。

则知肝死于肺，候之于秋，庚日笃，辛日死，舌卷囊缩，申酉时绝。

心死于肾，候之于冬，壬日笃，癸日死，面青如黑，子亥时绝。

脾死于肝，候之于春，甲日笃，乙日死，肉满唇反寅卯时绝。

肺死于心，候之于夏，丙日笃，丁日死，皮枯毛折，巳午时绝。

肾死于脾，候之于（四季长夏），戊日笃，己日死（齿长而枯，发无润泽），于（辰戌丑未）时绝。

凡一日之中又分五时，以别死时之早晏。如脾病，甲乙日、寅卯时死，以脾为土，死于属木之时也，木克土也。此内伤病之传次也，暴病不拘于此，或传化不以次入者，乃忧恐悲思喜怒惊七情并伤，于令不得以次传也，所以令人暴病暴卒也。此五脏传变之指要，学者不可不知。

辨六淫外伤六经受病于人迎说

左手关前一分为人迎者，以候天之寒暑燥湿风火，中伤于人，其邪自经络而入，以迎纳之，故曰人迎。前人谓感邪皆自太阳始，此说似乎不然，考寻经义，皆言风善伤肝，自少阳胆经而入；热善伤心，始自手太阳小肠而入；湿善伤脾，自足阳明胃经而入；燥善伤肺，自手阳明大肠而入；寒善伤肾，自足太阳膀胱而入；暑善伤心胞络，自手少阳三焦经入。凡此皆同气相求、物以类聚之理，先表后里，先腑后脏，由浅及深也，以是知病所从来也。经云：修己以俟天，所以立命也。上古之人，调其脏气，而淫邪不入，今之人，七情扰其脏气，而六淫乘虚以伤之，故先列七情内伤之脉于前，而列六淫外感于后也。

足太阳伤寒脉，人迎与左尺皆浮紧而盛，浮者足太阳脉也，紧者伤寒脉也，盛者病进也。其症头项，腰脊痛强，无汗，恶寒。

足阳明伤湿脉，人迎与右关皆涩细而长（一作濡缓）。涩者足阳明胃脉也，细者伤湿脉也，湿伤气也，长者病实盛也。其症关节疼痛，重痹而弱，小便涩秘而黄，大便飧泄。

足少阳伤风脉，人迎与左关皆弦浮而散。弦者胆脉，浮者伤风脉也，散病至也，风气疏散腑气也。其症身热，恶风，自汗，项强，胁满。

足少阴伤寒脉，人迎与左尺皆沉紧而散。沉者肾脉，紧、伤寒脉也，数者病传也。其症口燥舌干而渴，不恶寒反发热，倦怠。

足太阴伤湿脉，人迎与右关皆濡细而沉。濡者脾脉，细者湿伤气化也，沉者病着也。其症身热足弱，关节酸痛，头痛身倦，四肢不举，冷痹胀满。

足厥阴伤风脉，人迎与左关皆弦弱而急。弦本肝脉，弱缓风脉也，急者病变也。其症自汗恶风而倦，少腹急痛。

手少阳伤暑脉，右尺与人迎皆洪虚而数。洪、三焦相火脉也，虚、暑热伤气也，数、病增也。其症身热恶寒，头痛状如伤寒，烦渴。

手厥阴伤暑脉，右尺与人迎皆沉弱而濡。沉，心胞络脉也；弱者伤于暑也；缓，病倦也。其症往来寒热，状如疟状，背寒面垢。

此以上分布六经外感六淫之脉也，余邪另叙，外此四气分列于左，以为宗兆，使学者易见了然。若其传变，自当依其六经别论详究，所伤随经说症，对症用药，施治以平为期。或燥热伤肺，心亦当依经推明理例调治。如四气兼并，六经交错，亦当随其脉证审处别白，或先或后，或合或并，在经在络入表入里，四时之动、脉与之应，气候以时、自与脉期，微妙在脉，不可不察，察之有法，从阴阳始，脉之有经，从阴阳生，此之谓也。

吾尝观洛书，火七在西方，金九在南位者，则西南二方为燥热之气明矣。离为兵戈，兑主杀伐，平治之世，生气流行，雨畅以时，兆民安乐，恶有是气？惟淆乱之世，生气消息，燥热逆行，五谷不登，山川焦旱，灾疫繁兴，予目壬辰首乱以来，民中燥热之气者，多发热，痰结咳嗽，医又不识时变，投半夏、南星等以益其燥热，遂至咳血、肾涎逆涌、咯吐不已、肌肉干枯而死者多矣！平人则两寸不见，两尺脉长至半臂，予于内外伤辨言之详矣，今略具数语以足成书，为六气全图。

手太阴伤燥者脉，右寸与人迎皆沉涩而数。沉者即上所谓两寸不见也，岁运使然。涩、燥气伤血脉也，数者热也，燥热兼甚而灼煎其肾水，故尺长大至半臂也。

手少阴伤热者脉，左寸与人迎皆沉数而短。沉者如庚子岁北政少阴司天阳明在泉两尺当沉细不见、两寸当浮大易见，反为两寸沉细不见、两尺至半臂浮大而易见也。数为热也；短，肺脉，燥金之象也，血气为燥热所伤，故短而不及本部也。其症前已详言之。

愚按：以上燥热二脉，乃丹溪指当时兵燹荒之年而言，若庚子岁北政少阴司天之年如此则为寸尺相反，经云尺寸反者死，其病必不可治，即未经治误，尺脉未长至半臂、但寸脉沉者，已寸反，亦必难治。若在卯酉之岁北政少阴在泉阳明司天之年，或南政子午岁少阴司天之年方为不反，果不反则病亦轻矣。前论丹溪指明壬辰岁乱之后，又以燥热并论，必在兵火炕旱之时，变乱之际。若平治之世，燥热分开。则热为火燥，为凉为清为次寒，为西北方之风气，此燥之本气也。未从热化者也。其受病之脉又当何如？惜丹溪止言其变，而未平列六淫外伤十二经之脉象、证病也，故另列心肺二经，并言燥热二气，而无小肠大肠之说矣。

人迎外感六淫，脉诀：浮盛伤风，紧盛伤寒，虚弱伤暑，沉细伤湿，虚数伤热，短涩燥，牢为寒燥。气口内伤七情，脉诀：喜则脉散，怒则脉激，忧则脉涩，思则脉结，悲则脉紧，恐则脉沉，惊则脉动。

辨不内不外五用乖违病症脉说

察脉必以人迎、气口分内外伤之因者，乃学诊脉之要道也。所以脉赞云：关前一分人迎主之，然有三因，有内因外因，有不内不外因，故不可不详考之，于理自备。且如疲极筋力，尽神度量，饥饱失时，叫呼走气，房室劳伤，金枪蹉折，虎狼蛇虫，毒蛊鬼疰，客忤鬼厌等溺水等症，外非六淫，内非七情，内外不收，必属不内不外。虽汉儒论曰：人迎紧盛为伤寒，气口紧盛为伤食。殊不知饮食入胃，能助发宿蕴，其所以应于气口者，正由七情郁发，因食助见，本非宿食能应于气口也。且如宿食，阳则脉见（浮大而微涩），阴则脉见（数而滑实）；宿食不化，脉则沉紧，成瘕脉则沉重，皆伤胃也。宿食窒塞，则上部有脉，下部无脉，其人当吐不吐者死。此等名症何曾应于气口？又如疲极筋力，其脉弦数而实，筋痛则脉动，皆伤肝也。凝思则脉滑，神耗则脉散，皆伤心也。吟诵耗气则脉濡而细，叫呼气走、脉散而急，皆伤肺也。房劳失精，两脉浮散，男子遗精，女子半产，弦大而革，皆伤肾也。言列明文，气口何与？况脏寒蛔厥，脉自微浮。及为肾滑，胃虚不食，其脉必缓亦有微濡。五饮停伏，浮细而滑。久蓄沉积，沉细而软，形虚自汗，脉皆微濡。挥霍变乱，脉沉伏僵。僵仆坠下，脉则浮滑。蹉折伤损，瘀血在内，疝瘕癥癖，五内作痛，脉皆弦紧。中寒癥结，脉则迟涩。五精六聚，食饮痰气，留伏不散，隧道积滞，脉则促结。三消热中，尺脉洪大。癫狂神乱，关上洪疾。

气实脉浮，血实脉滑；气血相搏，脉亦浮实；妇人妊娠、脉亦和滑。

邪祟脉说

凡为鬼祟附著之脉，两手皆见乍大乍小、乍长乍短、乍密乍疏、乍沉乍浮。阳邪未见，脉则浮洪；阴邪未见，脉则沉紧。鬼疰客忤，三部皆滑，洪大，溺，溺沉沉泽泽，但与病症不相应者，皆属五尸鬼邪遁疰之所为也。又如遁尸、尸疰，脉沉而不至寸或三部皆紧而急。如诊得此等脉，证虽与人迎气口相应亦当分数推寻三因交结，所谓俾内俾外，不内不外，亦内亦外，亦不内亦不外，脉理微妙在脉，艺虽难精，学然后知所因，此之谓也。然形于脉兆，堕于义数，未有不学而能者，未有学而不成者，宜留心焉。人如忽见异像，惊惑眩乱，脉多失次，急虚卒中，五脏闭绝，脉不往来，譬如堕溺，脉不可察。与夫金枪蹉折，顿走气血，脉无准者。学者当看外症与足三阴之动脉，不必拘于手之脉也。

辨脉形名状

浮者按之不足，举之有余，与人迎相应则风寒在经，与气口相应则营血虚损。沉者举之不足、按之有余，与人迎相应则寒伏阴经，与气口相应则血凝腹藏。迟者应动极缓，按之尽牢，与人迎相应则湿寒凝滞，与气口相应则虚冷沉积。数者去来促急，一息数至，与人迎相应则风热烦燥，与气口相应则阳盛阴虚。虚者迟大而软，按之豁然，与人迎相应则经络伤暑，与气口相应则营卫失本。实者举按有力、不疾不迟，与人迎相应则风寒贯经，与气口相应则气血壅脉。紧者转动无常、形如索绳，与人迎相应则经络伤寒，与气口相应则脏腑作痛。缓者浮大而软、去来稍迟，与人迎相应则风热入脏，与气口相应则怒极伤筋。洪者来之至大、去之且长，与人迎相应则寒壅诸阳，与气口相应则气攻百脉。细者指下寻之，往来如线，与人迎相应则诸经中湿，与气口相应则五脏凝涩。滑者往来流利，形如转珠，与人迎相应则风痰潮溢，与气口相应则涎饮滞留。涩者三五不调，如雨沾沙，与人迎相应则风湿寒痹，与气口相应则精汗血枯。弦者端直劲长，如张弓弦，与人迎相应则风走注痛，与气口相应则积饮溢痛。弱者按之欲绝、轻软无力，与人迎相应则风湿缓纵，与气口相应则筋力痿弛。微者极细而软、若有若无，与人迎相应则风暑自汗，与气口相应则阳虚脱泄。芤者中空旁实、如按葱管，与人迎相应则邪壅吐衄，与气口相应则荣虚妄行。动者在关，如豆厥、厥动摇不行，与人迎相应则寒疼冷痛，与气口相应则心怵胆寒。

伏者沉匿不出、着骨乃得，与人迎相应则寒湿痼闭，与气口相应则凝思凝神。长者往来流利、出于本位，与人迎相应微则邪自愈，与气口相应则藏气治平。短者举按似数、不及本部，与人迎相应则邪闭经脉，与气口相应则积遏藏气。濡者轻手乃得，如按漂绵，与人迎相应则寒湿散漫，与气口相应则飧泄缓弱。革者芤弦实大、如按鼓皮，与人迎相应则中风暑湿，与气口相应则半产脱精（一作芤弦虚大，牢脉方实）。

散者有阳无阴、按之满指，与人迎相应则淫邪脱泄，与气口相应则精血耗败。结者往来迟缓、时止更来，与人迎相应则阴散阳生，与气口相应则积阻气节。促者往来悉数、时止复来，与人迎相应则痰壅阳经，与气口相应则积留胃腑。代者藏绝中止、余藏代动，无问所因，见此必死。

牢者沉伏而坚，弦长实大，与人迎相应则寒结疝瘕，与气口相应则木水乘脾。

愚按：丹溪止言革脉，不言牢脉，故以革为沉伏实大，将牢脉误作革脉，试思其又言革如鼓皮，可知革非沉伏而实者矣。夫如按鼓皮者，言浮大而按之则虚空之象也，故为失丧阴精营血之病。失血者脉必空虚，阴虚者脉必浮大。《内经》、仲景已前论及，故仲景以芤弦相合之脉，名之曰革。若牢脉则牢固而坚，按之有力挺指，沉伏实大之象无疑矣，故病主寒邪凝结、燥屎内藏、疝瘕水气为痛之象。若失血伤精之病而见牢脉沉实之象，则病脉相反，必死。

辨七表脉病证

浮为在表，人迎应风，气口为气，浮数主热（风热），浮紧为痛（风寒），浮迟为胀（中风）为喘，寸浮为呕为厥，右寸浮紧为满不食，浮实为内结，浮大为塞鼻，浮缓为痹不化，浮大而长为风眩癫疾，浮滑而疾为宿食为痰，浮大而涩为宿食滞气，浮短为肺伤气短，浮滑而缓为痰饮嗌痛，浮细而滑为伤饮心悸，浮滑紧疾为百合病，浮数为大便紧小便数，浮紧为淋为癃闭（浮而有力表实，无力表虚，浮迟中风，浮数风热，浮虚伤暑，浮芤失血，浮洪虚热，浮散劳极，寸浮风眩，风在胸，关浮土衰木旺，尺浮二便不通）。

芤脉主血，寸芤为吐血，微芤为衄血，关芤大便出血或为肠痈，尺芤小便出血为下部血虚脱血，芤弦为半产漏下，左寸芤为伤暑热，气血为邪伤，寸芤咯血咳血或为积血在胸，尺芤、赤淋、赤痢、赤白带下、血崩，三部芤、久病生，卒病死。

滑为阴气旺为痰，滑溢为吐为喘满，滑数为热咳嗽，沉滑为伏痰留饮，上滑为吐，下滑畜血，尺滑为血盛，女脉调则为胎不调则经闭，滑数为经热先期月行二次又为渴痢癫淋，关滑肝脾热痰血热，滑短宿食，沉滑食痰，浮滑风痰，滑数痰火，弦滑痰饮胁痛，滑散湿痿痛，软滑实胃热数则热结，滑而浮大小腹痛，滑弱阴中小便痛，滑而大小不均、必吐、为病进为泄痢，寸滑、痰在膈、吐呕、吞酸舌强、咳嗽，右寸滑过部则溏泄、滑精、白浊、漏下，三部皆滑为鬼疰为湿痰流注、内疽。

弦为肝脉，弦数肝热，弦迟为寒，弦动为痛，为胁下饮，为疟脉，为水气，为中虚、营虚、土虚，为厥逆，为拘急发搐，为寒癖；弦紧为恶寒，为疝瘕，为带癖，为瘀血，双弦为胁下急痛，弦而钩为胁下刺痛，弦长为积随左右上下。

寸弦、头痛，膈多痰；左关弦，寒热癥瘕；右关弦、胃寒、心胸腹痛；尺弦、阴疝，脚拘挛。弦、为木盛之病，浮弦、支饮外溢，沉弦、悬饮内痛，疟脉自弦，弦数多热，迟主寒，弦大为虚细拘急，阳弦头痛，阴弦腹痛，单弦饮癖，双弦寒痼。若不食者为木盛土衰，水反克土难治。

实为气塞，寸实为呕吐，为痛，为咳嗽，为喘满、大便不禁；实紧为阴不胜阳，为腰痛；实浮为阳火郁结，狂言频吐，阳毒发斑，伤食便秘，气疼；寸实而热，风火咽痛，舌强，气填胸闷；关实、脾热中满；尺实、腰痛肠结，为一切太过之脉。血实气实则脉实兼数状为火，兼涩燥屎，兼浮上溢，在寸则为欲吐，兼沉弦则为牢脉、主有寒积，不可误为实脉，作热症治之。实脉当用寒下，牢脉当用温下。关前寸实为邪在上，当探吐，即上实下虚脉，为厥逆上部有脉、下部无脉，为宿食填胸，其人当吐不吐者死之类不可知。

紧为寒脉，为头痛、身痛、筋骨肉痛、为咳、为喘满，浮紧为肺有水，浮紧而滑为蛔动、为宿食、为吐逆，紧急为遁尸，紧数为寒热，浮紧似弦沉紧似牢，又紧为寒将热缚之脉，故人迎紧、伤寒，太阳气郁而发热头痛。气口为伤食，食郁脾阳则手足心发热，浮紧表寒，沉紧里寒，寸紧风寒喘咳、风痫吐痰饮，关紧、肝脾气结、心腹冷痛，尺紧、少腹痛阴寒疝瘕、奔豚、腰胁以下诸痛、中恶，浮紧、咳嗽，沉紧皆主死。

洪为阳脉，为热为烦，为气壅胀满、喘急烦渴，洪紧为痈疽，洪实为癫，洪大为祟，洪浮为阳邪来见，洪为阳盛阴虚、泄痢、失血，久病者大忌血亏火旺、胀满胃翻，寸洪、心火灼金、喘咳气壅、痰凑，关洪、肝火胃热、痰涎涌出，尺洪、肾水虚、相火盛，洪即大脉满指，经曰形瘦脉大、多见气者死，又曰脉大则病进。

辨八里脉病症

微为虚甚为弱症，为衄为呕为泄，为大汗亡阳、盗汗伤液，为拘急、血脉不荣，为少气寒中、阳虚自汗、外寒、血虚内热，阳微恶寒，阴微发热，虚汗、劳热骨蒸、崩中，日久为白带、漏下，多时骨亦枯，为久虚之象。寸微气促心惊，关微胀满、脾虚肝血亏，尺微精血脱、消瘅、虚痛、胁腰以下虚疼喜按，足痿不用。

沉为里为阴，为寒为水，为癥瘕。沉而有力，为实，为积聚在里。沉弱为寒热，沉细为少气、肩臂不举，沉滑为风水，为实、重，沉紧为上热下寒，沉重而直前绝者为瘀血，沉重而中散为寒食成瘕，沉重不至徘徊者为遁尸，沉紧为悬饮，沉迟为痼冷，沉重为伤暑湿发热。又沉数为里热，沉迟为里寒，有力里实，无力里虚，沉则为气，又主水蓄，沉迟痼冷，沉数内热，沉滑食痰，沉涩气郁，沉弱寒热，沉缓寒湿沉紧冷痛，沉牢冷积，沉结寒痰、凝痹，寸沉痰水停胸、气郁，关沉中寒、胸腹痛，胁痛尺沉遗浊、泄痢、肾虚腰足下元虚冷、湿痹，缓属脾胃，浮大而软，三部同等无所偏盛为平，四季之脉形宜从容和缓，不疾不迟，为缓之平脉。即胃为气。若非其候，即为病脉。

缓为在下为风为寒，为弱痹，为疼为不仁，为气不足，为眩晕。缓滑为热中，缓迟为虚寒相搏，食冷则咽。又缓为营衰卫有余或风湿脾虚，上缓项强，下缓痿痹，分别浮沉、大小形状，以断病症，浮缓为风，沉缓为湿，缓大风虚，缓细湿痹，缓涩脾虚，缓弱气虚，寸缓风邪在表，头项背拘急痛，关缓风

眩胃虚，尺缓风秘足弱，缓脉主土，在卦为坤（缓为卫盛营虚，缓大而慢）

涩主血少气郁，为伤液亡汗、热郁、气不足，为逆冷为下痢，为心痛，涩紧为寒湿痹痛，涩细为大寒，涩为伤精、反胃亡阳、汗雨寒湿入营血痹，女人有孕为胎病，无孕为经闭瘀滞，寸涩心虚胸痛，关涩胃阴伤胁痞，尺涩精血俱伤、溲淋、肠结下血，涩脉独见尺中，形同代者死。

迟为寒脉主阴病，为冷痛。迟涩为癥瘕、咽酸，迟滑为胀，迟缓为寒湿。迟脉为阳不胜阴，三至为迟，有力为缓，无力为涩，有止为结，迟甚为败。迟为阴盛阳衰，迟主脏病，有力冷痛无力虚寒，浮迟表寒，沉迟里寒，迟滑多痰，寸迟上寒，关迟中寒，胸胁腹痛，尺迟肾虚腰痛脚重、溲便不禁，疝瘕（迟小而实）。

伏为霍乱，为厥逆呕吐，疝瘕腹痛，为宿食停滞、老痰畜饮，水气积聚、气冲痛疝、毒脓胀痛一切疼痛。甚者又有单伏双伏之别，有为火邪内郁，而伏者阳极似阴，阴缚阳、水凌火之象也，寒里热之症也。寸伏食郁胸中、欲吐不吐、兀逆不止，关伏腹痛，尺伏疝瘕、泄痢。又有六脉沉伏、阴邪发厥、四肢逆冷者，亦有阳邪发厥、上实下虚者，亦有霍乱转筋、禁口腹痛者，有格阳之伏，格阴之伏。

弱为虚脉，为风热自汗，为阳虚气陷，又为阳陷入阴，为恶寒内热，筋劳骨痿蒸汗，心惊神怯。寸弱阳衰气馁，关弱肝脾两亏、胃气虚，尺弱阴虚两肾不足。脉弱兼滑为有胃气。弱即濡之沉者，弱主筋，沉主骨，阳浮阴弱、血虚筋急，气虚则脉弱，弱而兼涩则久虚。

濡为亡血、阴虚、丹田髓海不足，为无根本之脉，为自汗骨蒸、内热外寒、血崩带浊、下重、久痢湿痹、脾着、肉伤、暑湿。寸濡阳微自汗，关濡脾胃湿困、气虚中寒、血少，尺濡精血败耗、下元虚冷。久病濡主血虚、伤湿、痹痿。

辨九道脉症

细为气血两亏之脉，又为湿气阴邪伤里，主病在内，为诸虚劳损、七情所伤、忧劳过度、神怯，为腹满、伤精汗泄，为虚寒泄痢，为积。细紧癥瘕积聚刺痛，细滑为僵仆、为痰热、为呕吐，细数为虚热，细迟虚寒，细而止隧道空虚、痰结走痛，细涩血枯精竭。寸细呕吐反胃吐衄咯血、肺气虚喘、心虚怔忡，关虚细胃虚腹胀、脾虚中湿、血不荣筋、骨蒸劳热，尺细丹田虚冷，脱阴遗精、泄痢。为久病必虚，有虚症脉细为顺，无虚症之象脉细则为逆。外感暴病皆不宜细，若细者气血已为邪伤也，邪盛正虚亦为逆，温热脉细为阴伤，亦为逆。

数为阳脉为热，有力实热，无力虚火，或为吐泄，为热痛。为烦渴、烦满，为阴不胜阳、火旺水亏、火热刑金。肺病秋浮，脉不宜数。浮数表热，沉数里热，气口数实为肺痈，虚数为肺痿，滑数痰火，涩数为气郁火结阴血伤、大便燥结、下血、小便赤浊、淋闭、热痹。寸数君火克金咳咯、吐脓血、吐衄血、口渴口舌生疮、咽喉痹痛、痛肺伤，关数肝脾胃火、尺数相火不静、肾水阴虚。数极为热入心胞、狂热烦躁。实数胃中热、热结燥屎谵语神糊。有止则为促脉。

动为阴阳相搏，阳动汗出，阴动则发热。阳虚则阳动，阴虚则阴动。动为虚，为形寒畏冷，三焦气伤，欲作战汗，为痛为惊，为痹为泄，为恐为痢，为筋病拘挛，为男子亡精，女子崩漏。妇人手少阴脉动甚者妊子也。阴虚阳搏谓之动。

虚为虚为寒，劳热骨蒸，脚弱筋骨痿，为身热伤暑。自汗怔忡惊悸，为阴虚发热、阳虚畏寒，为痿痹。寸虚血不荣心、神怯失眠，健忘失志，关虚脾不统血、血不归肝、脾困食不消化、腹胀不舒，尺虚骨蒸、痹痿，伤肾精血耗亡。

促为阳结、数中有止热中有滞，或为气滞，或血滞或为饮蓄，或食滞，或为痰滞，或为痛脓阻滞不行、血脉隧道阻滞难行、不能流利，故脉促促，促者将发斑。

结为阴滞、迟中有止，寒中兼滞，亦为气血、饮食、痰滞、积聚疝瘕、癥结、阴疽痰核凝结、湿痰流注痹痛、浮结，外有痛积。沉结内有积聚，结微则积微，结甚则积甚。脉结者恐阴毒发斑促结二脉，其因相同，惟促为阳热，结为阴寒，浮沉主病当参观之。

散为气血皆虚、根本脱离之脉，产妇得之则生易，孕妇得之则死易，诸病脉代散者死，散脉独见则危，肾脉软散则死。心脉浮大而散，肺脉短涩而散为平。若心脉软散则怔忡，肺脉软散则汗脱，肝脉软散为溢饮，脾脉软散为胕肿，尺脉软散为死脉，久病软散为绝脉。散大而软，按之无有，散而不聚，去来不定，至亦不齐，若散珠之无拘束。

代为绝脉，一脏气绝不至则止，须臾他脏代至，因而又动，止有定数，故为死脉。五十至一止者又为平脉，五十之内止者为代。平人见之必危，如病腹胁诸痛、泄痢吐泻、霍乱、中宫气塞、下元虚脱、气血暴损、不能自续者，代为病脉。凡脉当代者，或有可救，如伤寒心悸脉代者，复脉汤主之，又孕妇脉代，其胎三月，虽代无妨。代脉亦有生死之别，不可不知。

革为虚寒相搏，为亡血失精，为女子崩漏、半产，男子脱血营虚、梦遗泄、金枪暴损、房劳精脱，产后脱血、虚晕发厥、带浊日久、下元虚脱。又三部脉革，久病必危。

牢为寒积里实，为腹胁胀痛，为水气为木旺乘脾，为癫疝癥瘕，为阴病肠结燥屎，为寒凝血瘀，为伤寒里结，为寒湿痹痛，失血阴虚，脉牢不治。

长主有余，大小均平，迢迢自若为平脉，如引绳长竿则病胃经实热、阳毒发斑、癫痫痰气。长则身强木旺，为肝脉属木主春令，春木弦长柔细。

短为不足，为阴中伏阳，为三焦气壅，为宿食不消。寸短而滑数，为酒伤神，浮短血涩，沉短为痞；寸短头疼，尺短腹疼，关短寸尺不通，为阴阳绝脉。短为肺实属金，主秋气，秋脉浮短而涩。

以上皆本圣经，学者当熟读，令心开眼明识取体用，然后交结互究与夫六淫外感、五脏内伤，参以四时旺相、六气临岁南政北政，依各部推寻所因，必使了然无疑，方为尽善。其如随病分门诸脉证，尤当参对详审，如是精研，方可为医门本分之一。否则倚傍圣教，欺妄取财，轩岐之贼臣幸祈勉焉。按以上无长短牢三脉证，考李《濒湖脉学》以补之。

七表八里九道脉歌

浮芤滑实弦紧洪，名为七表属阳宫，微沉缓涩迟与伏（一作濡），细弱为阴八里同（一作濡），细数动虚促结代，散革同归九道中，在经在腑并在脏，识得根源为上工。

关前关后分阴阳诗

掌后高骨号为关，傍骨关脉形宛然，次第推排寸关尺，配合天地人三元，关前为阳名寸口，尺脉为阴在关后，阳弦头痛定无疑，阴弦腹痛何方走，阳数即吐兼头痛，关微即泄腹中吼，阳实应知面赤风，阴微盗汗劳兼有，阳实大滑应舌强，关数脾热并口臭，阳微浮弱定心寒，关滑食注脾家咎，关前关后别阴阳，察得病源为国手。

定息数至分迟数诗

先贤切脉论太素，周行一身五十度，昼则行阳自阴出，夜则行阴自阳入。昼夜各行二十五，上合天度为常则，血荣气卫定息数，一万三千五百息，此是平人脉行度，太过不及皆非吉，一息四至平无他，更加一至身安和，三迟二败冷为甚，六数七极热生疴，八脱九死十归墓，十一十二魂先去，一息一至元气败，两息一至死非怪，我今括取作长歌，嘱汝心通并志解。

六极脉诗　又名六绝脉

雀啄连来四五啄，屋漏半日一点落，弹石来硬寻即散，搭指数满如解索，鱼翔似有一似无，虾游静中忽一跃，寄语医人仔细看，六脉见一休下药。

辨男女左右脉法及脏腑所属

昔炎帝之拯民疾参天地、究人事以立脉法，嗟乎！脉者先天之神也。故其昼夜出入，莫不与天地等。夫神寤则出于心而见于目，故脉昼行阳二十五度，寐则神栖于肾而息于精，故脉夜行阴亦二十五度。其动静栖息，皆与天地昼夜，四时相合。且以天道右旋而主施主化，故男子先生右肾，右属阳为相火，三魂降真气赤以镇丹田，故男子命脉在右手尺部；地道左迁而主受主乎成物，故女子先生左肾，左属阴，为血、为天癸，为七魄降真气，黑以镇子宫，故女子命脉在左手尺部。若男子病，右尺命脉好，虽危不死；女子病，左尺命脉好，虽危亦不死。天之阳在南而阴在北，故男子寸脉盛而尺脉弱，阳在寸、阴在尺也；地之阳在北而阴在南，故女子尺脉盛而寸脉弱，阳在尺、阴在寸也。阳盛阴弱天之道也，非反也，反之者病。男得女脉为不足，女得男脉为有余。左得之病在左，右得之病在右。男左女右，地之定位也，非天也。盖人立形于地，故从地化。楚人尚右者，夷道也，地道也。故男子左脉强而右脉弱，女子则右脉强而左脉弱。天以阴为用，故人之左耳目明于右耳目；地以阳为使，故人之右手足强于左手足。阴阳互用也，非反也。凡男子诊脉必伸左手，女子诊脉必伸右手。男子得阳气多，故左脉盛；女子得阴气多，故右脉盛。若反者，病脉也。男子以左尺为精腑，女子以右尺为血海，此天地之神化也。所以别男女、决死生者也。苟不知此则男女莫辨，生死茫然。故曰：男子命脉在右尺而以左尺为精腑，女子命脉在左尺而右尺胞络为血海。

肝为乙木，胆为甲木，王于春，色青，性暄主仁，音角，味酸臭臊，其华在目，养筋，液为泣，声呼，气为嘘，不足则悲，有余则怒，平脉弦，贼脉涩，死于庚申、辛酉日，绝于秋（《内经》肝之华在爪）。

心为丁火，小肠为丙火，王于夏，色赤，性热主礼，音徵，味苦，臭焦，其候于舌，养血液为汗，声笑气呵，主言，不足则忧，有余则笑不止，平脉洪贼脉沉，绝于冬，死于壬子、癸亥日。

脾为己土，胃为戊土，王于长夏、四季，色黄，性暑湿平和，主信而谦静，音宫，味甘臭香，其华在唇，养肉，液为涎，声为歌，气呵不足则痢，少气，有余则喘满、咳嗽，平脉缓，贼脉弦，绝于春之甲乙、寅卯日。

肺为辛金，大肠为庚金，王于秋，色白性燥凉，主义，音商，味辛，臭腥，候于鼻，养皮毛，液为涕，声哭，气呬，不足则怠，有余则涨溢，平脉浮短而涩，贼脉洪数，绝于夏之丙丁、午未日。

肾为癸水，膀胱为壬水，王于冬，色黑，性寒，主智，音羽，味咸，臭腐，候于口齿，养骨，液为唾，声呻，气吹欠，不足则厥恐，有余则肠泄，平脉沉滑，贼脉缓涩，绝于长夏四季，戊己巳午日。

论五脏浮沉迟数应病诗(左手心肝肾，右手肺脾命)

心脏脉

沉数沉迟热梦腾，浮迟腹冷胃虚真，沉数狂言兼舌硬，沉迟气短力难成。

肝脏脉

浮数风温筋搐抽，浮迟冷眼泪难收，沉数疾生常怒气，沉迟不睡倦双眸。

肾脏脉

浮数便热兼劳热，浮迟重听浊来侵，沉数腰疼生赤浊，沉迟白带耳虚鸣。

肺脏脉

浮数中风兼热秘，浮迟冷气泻难禁，沉数风痰并气喘，沉迟气弱冷涩停。

脾脏脉

浮数龈宣兼盗汗，浮迟胃冷气虚膨，沉数热多生口臭，沉迟腹满胀坚生。

命脏脉（即心包络）

浮数精泄三焦热，浮迟冷气浊阴行，沉数浊多小便数，沉迟虚冷便频频。

诊脉截法断病歌

心脉迢迢却似弦，头疼心热数狂颠，男子腾空女惊跌，肾弦气满小肠疝。心脉频频来得实，其人烦闷并气急，若还止代更加临，壬癸死期是端的。心脉微微嘈似饥，泻心补肾却相宜，若其肝微能左瘫，医人调理不须疑。心脉迟迟须呕吐，沉加怒气痛牵连，斯人偃息虽无恙，医者能调便与宜。肝实眼翳能生疖，腹痛尤加于足酸，更被醯酸来犯刺，调和补药便能安。肝微内瘴共筋挛，失血吞酸头更旋，洪应大肠能酒痢，肾微足冷定相连。肝经带缓气须疼，食拒心头更刺酸，止代庚申辛酉死，良医调理亦难安。肝脉浮洪偏眼赤，刺酸盗汗定相随，脉数更加潮热至，断然反胃定无疑，肾微血脉不调匀，脚疼卫气不能升，带下肝阴精不禁，肝微血败小便频。肾缓腰疼尤腹痛，小便白浊色如霜，止代若迟时戊己，其人必定命倾亡。肾洪白浊耳蝉鸣，脚热尤加血不匀，虚热作生虚且痘，沉腰浮主血虚人。肾脉沉弦小便赤，头旋肠痛数兼淋，血气不调浮腹胀，肝微兼应浊带行。肺缓虚邪闭塞时，失声飒飒好猜疑，缓带浮迟能吐泻，沉迟怒气痛难支。肺洪劳倦兼痰热，潮热尤兼吐泻来，大数中风兼鼻塞，丙丁止代已焉哉。肺脉若来弦主嗽，寒痰气急喘呼呼，更加头痛身潮热，此是沉疴大可虞。肺实痰嗽胸中痛，劳伤寒热内痛形，浮数大便能秘结，浮迟冷痢更来浸。脾脉浮洪水积储，睡魔酣鬼每相如，倦怠更加潮热至，其人脾困药能除。脾脉迟弦主冷凝，朝朝食睡睡难醒，浮在肺中应腹胀，沉弦有积腹中疼。脾实胃经应热结，脾伤寒热困相浸，胃翻酸水频频吐，才吃些儿便逼心。脾脉微微胃不生，朝朝饮食拒心疼，微涩脉来因腹胀，甲寅止代定归真。命门弦大渴来浸，浊带男见即赤淋，实脉转筋兼带浊，脉洪虚汗渴将临。命门微细便频频，缓必膀胱冷气侵，沉缓腰疼浮缓渴，数渴迟微小便频。

诊暴病歌

两动一止或三四，三动一止只八朝。以此推之定无失。暴病者，喜怒惊恐，其气暴逆致六淫所侵，病生卒暴，损其胃气也。胃气绝则死有日矣。两动一止者，乃胃将绝矣。三动一止，胃气将欲尽矣。犹待数日者，谷气绝尽方死也。

阴阳相乘覆溢脉关格脉辨

《难经》曰：脉有太过不及，有阴阳相乘，有覆有溢，有关格者，何谓也？丹溪曰：阴乘阳则恶寒，阳乘阴则发热，关前为阳分，关后为阴分，阳寸阴尺也。阴上入阳分，尺上至寸部为阴乘阳曰溢脉，为外关内格，死。阳下入阴分，寸下至尺部为阳乘阴，曰覆脉，为内关外格，死。

盖关前为阳脉，当见九分而浮，过者曰太过，减曰不及。太过、不及皆病脉，遂上逆至寸为溢，为外关内格，此阴乘阳之脉也。经曰阴气太盛则阳气不得相营于阴，阴遂上出而溢于阳分，为外关内格，病因外闭而不得下，阴从而出以格拒其阳，此阴乘阳之理也。脉曰溢者，由水之满而溢于外也，关后为阴脉，当一寸而沉，过与不及皆病脉，遂下入于尺为覆，为内关外格，此阳乘阴也。经曰：阳气太盛则阴气不能相营于阳，阳遂下陷而覆于阴，尺之分，为内关外格者，内闭而不上，阳从外入以格拒其阴，此阳乘阴之理也。脉曰覆者，如物之由上而倾于下也，溢主阴邪格阳，覆主阳盛格阴。

真脏脉见，不病而死。

四季人迎寸口脉（寸口即气口）

《甲乙经》云：人迎主外，寸口主中，两者相应俱往俱来若引绳而大小齐等，春夏人迎微大，秋冬气口微大，曰平脉。

《素问》六气主令气至脉（见至真要论）

前岁十二月大寒至二月春分为初气，厥阴风木主令至，其脉弦（软虚而滑，端直以长，为弦之平脉，实强则病，微亦病，不直长亦病，不当其位亦病，位而非弦亦病）又云沉短而散。

春分至四月小满为二之气，少阴君火主令至，其脉钩（来盛去衰，如偃带钩为钩之平，来衰去盛则病，去来皆盛亦病，来去皆不盛亦病，不如偃带钩亦病，不当其位，位而不钩皆病）。

小满至六月大暑为三之气，少阳相火主令至，其脉浮大（浮、高也，大谓稍大于诸脉也，大浮甚则病，但浮不大、大而不浮皆病，不当其位、位而不浮大皆病，又云乍疏乍数、乍长乍短）。

大暑至八月白露为四之气，太阴湿土主令至，其脉沉（沉、位下也，按之乃得，沉甚则病，不沉亦病，不当其位、位而不沉皆病）又云紧大而长。

秋分至十月小雪为五之气，阳明燥金主令至，其脉短涩（往来不利为涩，往来不远为短，短涩甚则病，不短涩则亦病，不当其位、位不短涩亦病），又云浮大而长。

小雪至十二月大寒为六之气，太阳寒水主令至，其脉大而长（往来远为长，大甚则病，长甚亦病，长而不大、大而不长亦病，不当其位、位而不大长皆病）。

六气交变南政，北政脉（甲乙二干为南政甲己土运也，丙丁乙戊辛壬癸庚为北政，乙庚金运，丙辛水运，丁壬木运，戊癸火运也，皆合化也）

（南政）子午岁少阴司天厥阴在左，太阴在右，当两寸沉细不见，两尺浮大易见，反者死（反谓寸尺相反，浮大者反沉细，沉细者反浮大）。

（南政）卯酉岁少阴在泉，太阴在左，厥阴在右，当两尺沉细不见，两寸浮大易见，反者谓寸尺相反，死。

（北政）子午岁少阴司天厥阴在左，太阴在右当两尺沉细不见，两寸浮大易见，尺寸相反者死。

（北政）卯酉岁少阴在泉，太阴在左，厥阴在右，当两寸沉细不见，两尺浮大易见，尺寸相反者死。

（南北）丑未岁太阴司天，少阴在左寸，少阳在右尺，沉细不见，右寸左尺浮大易见，左右交反者死，少阴在左而交于右也。

（南北）辰戌岁太阴在泉，少阳在左，当右尺沉细不见，左尺浮大易见，少阴在右，当左寸沉细不见，右寸浮大易见，左右交反者死，少阴在右而交于左也。

（南北）寅申岁厥阴在泉，少阴在左，当左尺沉细不见，右尺浮大易见，太阳在右，当右寸沉细不见，左寸浮大易见，左右交反者死，少阴在左而交于右也。

（南北）巳亥岁厥阴司天（太阴太阳在左，当右寸沉细不见，左寸浮大易见），少阴在右当左寸沉细不见，左寸浮大易见，左右交反者死（少阴在右而交于左也）。

以上录丹溪法，惜其辰戌丑未寅申，但有南政图说而无北政左右间气。南北相同，但颠倒先后言之耳。恐有舛错，不能无疑，须当考究他本，因本版错误者，多不能了然。

《内经》以南政三阴在天，寸不应，在泉尺沉不应，少阴则皆不应，厥阴则右不应，太阴则左不应（皆言司天）。

以北政三阴在泉、寸不应，在天尺沉不应，少阴在泉则左右不应，厥阴在泉则右不应，太阴则左不应。

视少阴，间在左则左不应，右则右不应，南政则凡少阴所在皆不应，北政则少阴在下，寸不应，在上、尺不应，在者应、不在者不应也。又尺之不应，左右同寸之不应，诸不应者、覆手诊之则见矣。凡三年一差。

以上由大部旧本中选录，其本版残缺，吉人考正补之。

按西洋医生云，考究人身筋骨气血，据人一身之中大小骨共二百五十块，大小筋共五百条，大小肠共长三十二英尺，头脑重四十五安士，心高六英寸半，围大四英寸，皮有三重，毛窍共二百五十万孔，毛管长一英寸四分之一，以全身毛管接续一气应长九十英里。

每一点钟时呼吸一千次，大人周身血重三十镑（乙磅，准中国称十一两），每一分时血从心出入者得两安士半，计一日夜血由出入共七吨三苏古，约三分钟之久血能周身行满，以十六安士为一磅。

动脉由心脏左下房发出，即发血管与心左下房之扩张力逼赤血逆射于动脉管内，以指按人手腕头部颈部之脉，则知动脉之扩张，指头感其冲突之力则知脉搏之数迟、脉力之大小。其平均之数一分钟得七十二动，脉动之数与心房扩张收缩之数及发血管之弹力数皆相等。然其数亦有种种变动，如惊愕恐怖诱起精神之感动，则使脉搏急速。又幼儿之脉，一分钟常达于百四十动，老人之脉常减之六十动。呼吸次数，初生小儿一分时大约四十四次，少长二十六次，成人十六次，老十六次。平常人呼吸空气之量，大约五百立方仙迷（合日本尺三分三）。若强力呼吸可加三千二百立方仙迷，合共三千七百立方仙迷，谓之肺活量。小儿至长成渐渐加增三十五岁达于极点，老则渐渐减少，男子恒多于女子，此外有因业而异。

以上皆医学所当知故，附录于此，刘吉人识。

五脏脉过宫图说

心经过宫图　心属火，故本宫脉洪。

微主心嘈饥，宜泻心补肾。若与肝同弦微，主左手不举。

数主心经烦热、头痛、夜狂言，舌强。与肾同弦，主小肠气痛。紧数主中风之证。

滑主呕吐，沉缓主胸胁怒气痛不利，大便滑。

实主烦闷气急，有止代者，壬癸日死。

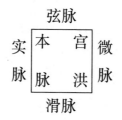

肝经过宫脉图　其本脉属木，故本脉弦。

微为内瘴，其筋挛，胆虚失血，吞酸，头旋。与肾同微，主脚微冷。

浮洪数，目生赤。沉数，目赤痛赤，主痛风，刺酸，盗汗，潮热，反胃。

实主刺酸，数主反胃，窍热眼赤，盗汗，腹痛，手足酸。止代，庚辛日死。

缓主气疼，食拒心，刺酸肠腹。止代，庚辛、申酉日死。

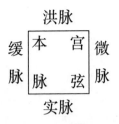

脾经过宫脉图 脾属土，故脉缓濡。

洪滑，女得之主孕平和，又主倦怠、潮热、脾困。

实数主胃热、口臭、脾困，拒心刺酸，反胃，潮热潮寒。

微胃气不生，饮食不思，气胀不消，微涩腹胀。微止代，甲乙死。

弦主脾寒、好睡、浮弦腹胀，沉弦有积痛。止代，甲乙、寅卯日时死。

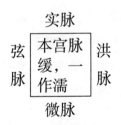

肺经过宫脉图 肺属金，故脉涩。

弦主嗽喘，浮数而弦，主头痛，气急，喘满，身热。

缓主虚邪鼻塞，浮迟吐泻，沉迟怒气痛。

实主寒热、痰涎、冷嗽、劳倦、胸痛。浮数秘结，浮迟泻痢。与肝同实数，或有伤痛。

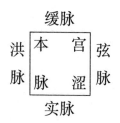

洪主劳倦、潮热、痰嗽、吐泻。浮洪消渴，洪数中风、鼻塞。

肾经过宫脉图　肾属水，故脉实（一作滑）。

缓主腰腹痛，白浊。沉缓主吐。浮缓头痛，止代戊己日死。

洪，女得之主平和男孕。洪数，赤白浊、耳鸣、脚热、血脉不调。浮洪吐血，沉洪腰疼、虚热。

弦主小便赤，小肠气痛，头疼。数主热淋，浮数肠胀。与肝同弦微，劳浊，带下，位长为梦泄。

微主血脉不调，血带，阴汗湿，遗精不禁，卫气不升，脚冷痛，小便多。与脾同微，败血不止。

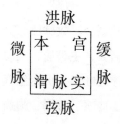

包络过宫脉图 包络为相火，故脉实。

弦主赤浊，带下。弦实数主赤淋，小便不通。

缓浮小便多，数主渴，沉缓腰痛、带下，数赤，主渴。

虚主转筋，白浊。

洪数主渴，虚汗。

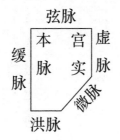

洪数主渴，虚汗。

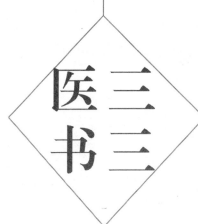

三三医书

新刊诊脉三十二辨

清·管玉衡 辑

提要

　　《新刊诊脉三十二辨》三卷，管玉衡先生手辑，社友祝怀萱君录寄。祝君以其言简意赅，有裨医学，流传未广，寝将湮没，爰急付社，以公同好。考其第一辨大略也。第二辨至第七辨，宗伯仁之六脉，著其所统，共得二十九脉，每脉各注其阴阳，肖其形象。第八辨至十三辨则详叙十二经源流，不特尽脉，所经行之处与诊脉之法。第十四辨，至三十二辨究极脉中变化，脉学尽是矣。

自序

　　脉虽四诊之一，其精微玄妙，非粗工庸术所能推测。晋王叔和之言曰：心中易了，指下难明。谓沉为伏，方治永乖，以缓作迟，危殆立至；况有数候俱见，异病同脉者乎，若是乎，辨之不易也。予何人斯，敢为脉辨。然理虽难辨，自上古神圣以及历代名宿，虽兼望闻问，未有舍切而能施其巧者。予又不得不为之辨。辨之云者亦敢于古人未发之旨，妄增一说也。古人之言，简质平淡，意多含蓄，未易通晓，予则辨之，使显俾隐深之妙洞若观火；及至后儒各殚所学，博求众本，人持一说，莫所适从，予则辨之使其据经分剖，不致混乱。一辨大略也；自二辨至七辨，宗伯仁之六脉而著其所统，共得二十九脉，每脉各注其阴阳，肖其形象，如芤动牢革之最难明者，皆有确义可寻；自八辨，至十二辨则详叙十二经源流，不特尽脉，所经行之处与诊脉之法，如辨肺经则肺之体，肺之用，肺之性情，肺所受六淫七情之伤，以及肺之积，肺之败，不独知肺之脉，兼尽肺之义，心脾肝肾莫不皆然，而于胞络三焦向所愦愦者，尤极开晰；自十四辨至三十二辨，则究极脉中变化之奥，有全取诸书者则标其目，虽粗工庸术阅是编，当亦有会然。不敢自谓无漏也，聊以此请正天下有知，予盖留心于此道者，或肯惠然赐教尔。

序

　　管侗人先生不知何许人，此书为其手著。言简意赅，了如指掌，洵有裨初学之书也。予于今春得于吴市之旧书肆中，虽为抄本，而简端有新刊二字，似当时己付梓行，大约流传未广，寖致湮没。惜哉！爰将原本邮寄吉生仁丈，即烦校正付印，以公同好云。

　　　　　　　癸亥鞠秋下浣海昌后学祝绍钧识于吴门客次

目录

新刊诊脉三十二辨　卷上

侗人管玉衡辨辑

海昌祝怀萱绍钧录存

绍兴裘吉生庆元校刊

一辨诊脉大法

脉者血气之先也。血气盛，则脉盛，血气衰，则脉衰。王叔和分七表八里九道。七表者，浮芤滑实弦紧洪也；八里者，微沉缓涩迟伏濡弱也；九道者，长短虚促结代牢动细也。滑伯仁括之以浮沉迟数滑涩之六脉。浮沉之脉，轻手重手而取之也，芤洪散大长濡弦皆统于浮，伏短细牢实皆统于沉。迟数之脉，以己之呼吸而取之也，缓结微弱皆迟之类，疾促皆数之类。滑涩之脉，则察夫往来之形也，滑类乎数，涩类乎迟，然脉虽似而理则殊。数为热，迟为寒，滑为血多气少，涩为气多血少。究而论之叔和表里之说不可不知，伯仁之论尤捷而便。诊时男左女右，人臂长则疏下指，臂短则密下指。掌后高骨为关，先以中指定关位，徐下前后二指。要得举按寻三法，轻手循之曰举，重手取之曰按，不轻不重委曲求之曰寻。下指时轻按以消息之，次重按以消息之，然后自寸至关逐部寻究。须均呼吸以定至数，一呼一吸要以脉四至为率。呼出心与肺，吸入肾与肝，间以脾脉在中，一息五至，是平脉也。其有太过不及则为病脉。又须识时脉胃脉与脏腑平脉，然后及于病脉。时脉谓春弦夏洪秋毛冬石也；胃脉谓三部中每部各有浮中沉，浮主皮肤候表及腑，沉主筋骨候里及脏，胃脉在中按之和缓，无胃则真脏脉见矣，平脉如心脉洪大而散之类。既推病在何部，更分在气在血，又须识三部所主，寸为阳，为上部，主头以下至心胸之分；关为阴阳之中，为中部，主脐腹肚胁之分；尺为阴，为下部，主腰足胫股之分。病脉见时在上为上病，在下为下病，左曰左病，右曰右病，左脉不和病在表，右脉不和病在里。脉法之要不外乎此。

二辨浮脉所统有十（芤洪大散虚长弦濡紧革皆统于浮）

浮，阳金也。指下按之不足，轻举有余，如风吹毛，如水漂木曰浮。是阴不足，阳有余，其病在表主风，有力表实风邪盛，无力表虚阴血亏。浮迟表冷，浮数风热，浮滑痰热，浮芤失血，浮洪虚热，浮大鼻塞，浮散劳极，浮虚伤暑，浮濡阴虚，浮弦风痰，浮紧风寒，浮缓风湿。又寸浮主伤风头疼发热。关浮左主膨胀，右主中满，腹痛飧泄；浮而大，风在胃中，张口息肩。尺浮客阳在下焦，虚喘耳鸣溲便闭。若浮而无力，按之如捻葱叶曰芤。芤，草中空状如葱管，浮沉二候易见，故曰有边，独中候豁然难见。正如以指着葱，浮取得上面之葱皮，中取正在空处，沉按又得下面之葱皮。无中非绝无，但比之浮沉则无力，若泥为绝无是无胃气矣。旧以前后为两边，与葱义不合。芤为阳火，是阴去阳存之脉候，主失血。大抵气有余，血不足，血不统气，故虚而大，若芤之状也。经曰：常病得之生，卒病得之死，血虚故也。寸芤主血妄行，为吐为衄；关芤左血海空，右胃虚，主腹多积瘀；尺芤下焦虚，主血淋血崩。若满指腾上，来盛去长，如江河之大波涛涌起曰洪。洪即实脉之无力者也，为气血大热之候，属火。寸洪胸满烦热，关洪胃热口干，尺洪二便闭塞下血。若脉形加于常脉一倍曰大，阳也。经云：大则病进，然平人三部皆大，往来上下自如，为禀质之厚。一部独大，斯可占病。若按之满指，来去不明，漫无根底，如杨花散漫之象，曰散。阳也，火也。散脉独见，有表无里，是血亡而气欲去，主身危。又产妇得之生，孕妇得之坠。若形大力薄，举按豁豁然不能自固，曰虚，阴也。经曰：久病脉虚者死。若过于本位，不大不小，迢迢自

若，曰长，阳也，木也。主气血有余，若长而软滑曰气治，长
而坚搏曰气病。实牢弦紧皆兼长脉，邪气盛则见之。又女人左
关长曰多淫欲，男子两尺长曰多春秋。若按之浮软，如水面浮
绵，随手而没，曰濡。濡主气血虚乏，又为伤湿，阴也。寸濡
上焦寒，阳虚自汗，关濡脾虚冷；尺濡恶寒。若按之端直以
长，状若筝弦，挺然指下者曰弦。为阳中伏阴，属木。弦贵轻
虚以滑，劲急如新张弓弦者病危。凡经络间为寒所滞，气血不
舒则弦脉见，故脉弦必作痛。阳弦头痛，阴弦腹痛，尺弦少腹
痛。又木旺者，脉必弦，木旺必来侮土，土虚不能制湿，而痰
饮之症生，故疟脉自弦。其单弦，或寒，或痛，或饮癖，或拘
急。又有双弦，脉来如引二线，为肝实，为寒痼。弦甚为紧，
状如转索，乃热为寒束，阴阳相搏之脉，属阳病则为痛，为
毒。其芤弦相合，形如按鼓皮者，曰革。阳也。芤虚弦寒，虚
寒相搏，是精血遗亡而气独守，女子半产漏下，男子亡血
失精。

三辨沉脉所统有五（伏短细实牢皆统于沉）

沉，阴水也。重手按下至筋骨乃得，如绵裹砂，内刚外
柔，如石投水，必极于底，曰沉。是气满三焦而不运于脏腑，
为阴逆阳郁之候。其病在里，为寒，为水蓄，为气。有力里
实，必痰食有形之物凝滞于内；无力里虚，乃无形之气郁结于

中。沉迟痼冷，沉数伏热，沉滑痰食，沉涩气郁，沉伏霍乱，沉牢冷积，沉弦饮痛，沉紧冷痛，沉弱阴痛，沉缓寒湿。寸沉左为寒邪在心，右为寒痰停蓄，伤寒两寸沉曰难治，平人两寸沉曰无阳，多艰于寿。关沉伏寒在经，左主两胁刺痛，右主中满吞酸。尺沉肾寒，主腰背冷痛，男子精冷，女子血结。沉细为阴痒。伏类于沉，然沉行筋骨间，伏行骨上，重按着骨，指下裁动，曰伏。阴水也。积阴冷毒之气滞于三焦，为关格闭塞之候。伏而数曰热厥亢极而兼水化也，伏而迟曰寒厥阴极而气将绝也。惟伤寒脉伏主大汗而解。寻之两头，无中间有，不及本位，状如米粒，曰短。阴金也。是气不足以导其血，为不及之病。涩微动结皆兼短脉。过于悲哀之人其脉多短，短而滑数为酒伤。寸短头痛，关短宿食，尺短胫冷。又关不诊短，短见于关上，是上不通寸为阳绝；下不通尺为阴绝。若应指沉沉，不绝如丝，曰细。阴也。为吐衄，为忧劳过度，为湿，凡血衰气少则顺，否则逆。若中取之沉取之，脉皆幅幅有力，曰实，属土。是伏阳在内，寒锢于外。实而静为气血有余，实而躁为里有邪，妇人尺实为有孕。实统牢革。牢革之脉，古人多混淆莫辨，不知革浮牢沉，革虚牢实，形证各异，故革脉见浮部。其按之坚固有力，动而不移，曰牢。阴中有阳，里实表虚，病主胸中气促，骨间疼痛，大抵其脉近于无胃气，故诸家皆谓危殆之脉。

四辨迟脉所统有五（缓结代微弱皆统于迟）

迟，阴土也。一呼一吸脉不及五至，曰迟。乃阴盛阳亏之候，主脏寒。审其迟之微甚，知寒之浅深。有力冷痛，无力虚寒，浮迟表寒，沉迟里寒，乍迟乍数为虚火。又有不浮不沉，不疾不徐，不微不弱，如微风轻扬柳梢之状，曰缓。缓属阴土，有和缓之义，冲和之气，洋溢于脉，血满肌肉故不嫌迟，乃脾之正脉。若浮而缓曰卫气伤，沉而缓曰荣气弱，诸部见缓脉皆主气血不敛，为不足之症。缓大风虚，缓细湿痹，缓涩血虚，缓弱气虚。寸缓皮肤不仁，关缓不欲饮食，尺缓脚弱下肿。若脉来迟缓，时一止而复来者曰结。结者，阴脉之极。阴独盛而阳不能入，为七情所郁，寒邪滞经，气血痰饮食五者，一留于其间，则见为结脉。浮结气滞，沉结积聚，结促皆危症。结促之脉无常数，或二动，或三动一止即来，有动而中止不能自还，因而复动，由是复止，寻之良久，乃复强起，曰代。若暴损气血，元气不续者可治。痛脉时见代，娠妇亦有代脉，必在三月余，不则一脏绝，他脏代至，故曰代必死。若轻诊即见，重按如欲绝，有而若无者曰微。阴也。是劳极诸虚之候，浮微阳不足，沉微阴不足，曾经汗吐下后见之，为阴阳将自和，欲愈之脉。软极曰弱。萎弱不振，类濡而沉，阴也。气虚则脉弱，阳陷入阴之象。寸弱阳虚，尺弱阴虚，关弱胃虚。

病后老人见之顺，平人少年见之逆。

五辨数脉所统有二（疾促统于数）

数，阳火也。一呼一吸脉逾五至，曰数，是阳热太过之脉。有力实火，无力虚火。浮数表热，沉数里热。寸口数实肺痈，数虚肺痿，数而坚如银钗之股曰蛊毒。数之甚为疾。脉来数，时一止而复来者，曰促。促者，阳脉之极盛，阳盛而阴不能和，气血痰饮食五者一有留滞，则脉必见止而为促。促非恶脉，然渐退则生，进则死。

六辨滑脉所统有一（动统于滑）

滑，阳水也。然非独阳，乃纯阳正阴和合交结，不能独取而成滑。阴随阳化曰热化，故其症为热实。形则往来流利，如珠走盘。而中有力。大抵血盛则脉滑，故肾脉宜于滑而收敛。脉形清者，为血有余。三五不调，脉形浊者为血滞，为痰。浮滑风痰，沉滑食痰兼气，滑数痰火，滑短宿食。寸滑阳实胸中，塞满吐逆；关滑气满，食即吐；尺滑蓄血，妇人尺滑有断绝，为经闭，和滑为孕。举之无，寻之有，无头无尾，状如大豆，厥厥动摇，不离其处者，曰动。动随虚见，阳也。阴虚阳战于内，动脉即现。多于关部，见之主痛主泄痢，见于寸为阳，阳动为惊为汗；见于尺为阴，阴动则发热形冷。

七辨涩脉

涩，阴金也。如雨沾沙，如刀刮竹，往来极难，曰涩。涩为气有余，气盈则血少，荣卫不相随，故脉来蹇滞。肺则宜此病之所主复中。气结内则血痹痛，外则中雾露毒。浮涩表恶寒，沉涩里燥涸。寸涩液不足，关涩血不足，尺涩精不足，必艰于嗣。又女人有孕为胎痛不安，或胎漏，无胎为败血。

《新刊诊脉三十二辨》卷上终

新刊诊脉三十二辨　卷中

侗人管玉衡辨辑

海昌祝怀萱绍钧录存

绍兴裘吉生庆元校刊

八辨肺大肠脉

　　手太阴肺经为一身之华盖，统十二经十五络，五脏六腑之死生吉凶皆于此决。盖肺居脏腑最上，脏腑之气无不上熏乎肺也。以其位高，辅君主行荣卫，故曰相傅之官，治节出焉。居右手寸口，与手阳明大肠为表里。肺脏大肠腑。言其体属西方辛金，言其用，肺主气，多言则伤气，咳嗽由此而作。肺又藏魄，并精出入谓之魄，精气之臣佐也。其窍通于鼻，肺和则鼻知香臭。言其性情之杂著。肺主声，自入为哭，其传于五脏者，亦各自有声。其为各脏所传者，心主臭，入肺为腥，脾主味入肺为辛，肝主色入肺为白，肾主液入肺为涕。其为六淫所中，肺宜温润，燥则病，寒亦病。其为七情亦害，忧或悲则魄户不闭，金气郁塞，心火乘之，其有不内外因而病者，叫呼损气，则伤肺也。脉起于中焦，中焦者中脘也，在脐上四寸，下络大肠，还循胃口，上膈。胃口有上下，上口在脐上五寸，上脘穴分；下口在脐上四寸，下脘穴分。膈，隔也。人心下有膈膜，前齐鸠尾，后齐十一椎，周遭着脊，所以遮隔浊气，不使上熏心肺。肺脉贯膈布胸中，故病为咳、为上气、为喘、为渴、为烦心、为胸满，从膈属肺。从肺系横出腋下，下循臑内，下肘中，循臂内，上骨下廉，入寸口，上鱼循鱼际，出大指之端。肺系喉咙也，故肺病缺盆痛甚。臂下胁上曰腋，膊下对腋处曰臑，臑尽处为肘，肘以下为臂，臂以下为脘廉隅也。鱼谓掌骨之前，大指本节之后，肥肉隆起处，统为之鱼，故肺病为臑臂内前廉痛，为掌中热。其支者从腕后直出，次指内廉出其端。诊脉如三菽，重浮于三菽者，大肠脉也。按之于皮毛相得曰浮，稍稍加力脉道不利为涩，又稍加力不及本位曰短，此其平脉。若鼓急病太过，萧索病不及。洪大则金受火克，谓之贼邪。主中风气壅，鼻燥痛疾。芤亦属火，主积血在胸，气伤而血凝也。弦则金不足而火乘之，是为微邪，主大肠结，气急膈中疼痛，紧则头痛，缓漫乃脾邪所致，为虚邪，主风湿。沉濡而滑则肾邪相干，为实邪，有寒有风有痰。沉细，病在骨，主骨蒸。单沉主气胀，又胸中留滞化为痰。单滑痰塞气壅作呕逆。单濡主气乏冷胀。又有正邪，浮本肺脉，然浮濡而实，谓之阳结，肺络循咽，大肠为腑，咽门燥，大肠结，皆坐此。浮甚，或三部俱浮，恶寒壮热，热能伤气，气伤不能卫，金反亏而木反盛，咳嗽气促，痰唾稠浓，双目流泪皆坐此。肺之积名曰息奔，左右胁下，大如覆杯，以春甲乙日得之。盖心邪传肺，肺当传肝，肝旺不受邪，肺欲复还心，心不受故留结为积。肺气实梦兵戈相竞，虚则梦涉水田。若肺绝而真脏脉见，大而虚如风吹毛，又如以毛羽中人肤。其见于外者，气出不还，绝汗如珠，转出不流。又气喘两肩动曰肩息，或发直如麻，丙日笃，丁日死，死于巳午时。肺之大略如此。

大肠脉

手阳明大肠传导不洁之物，变化物之形，故曰传导之官，变化出焉。大肠上口即小肠下口，大肠下接直肠，直肠下为肛门。谷道传送不洁之物，必待肺气下行，故与肺为表里。属西方庚金，体用性情等皆不外乎肺。其脉即受肺交，肺脉出次指。大肠脉遂起于食指之端，循指上掌出合谷两骨间，合谷，虎口也，上循臂入肘外廉，上臑外前廉，上肩，出肩端两骨，名髃骨之前廉，上出于肩胛上际，名天柱骨，会于大椎。大椎肩上高骨也，下入缺盆，络肺下膈属大肠。其支者从缺盆上颈贯颊入下齿缝中，返出两吻，各挟口交人中，左之右，右之左，上挟鼻孔。其邪气有余而实，则脉所经过之处皆热肿而痛；其正气不足而虚，则为寒傈。大肠之大略如此。

九辨心小肠脉

手少阴心经为一身之君主，神明出焉。居左手寸口，与手太阳小肠为表里，心脏小肠腑。言其体属南方丁火，言其用心主血，其窍荣于舌，故舌为心苗，心和则舌音嘹亮。心又藏神，血气两全谓之神，精气之化成也，心平则神明不测。言其性情之杂著，心主臭，心属火，火化物，五味出焉，火炎盛则生焦苦，故自入为焦，其传五脏者亦各自有臭，其为各脏所得传者，肺主声入心为言，脾主味入心为苦，肝主色入心为赤，肾主液入心为汗。其为六淫所中，伤暑之病必心先得。其为七情所害，喜则神庭融泄，火气赫曦，肾水乘之。其有不内外因而病者，养心莫善于寡欲荣神，役虑则神疲而心受伤。心脉受足太阴脾脉之交，脾脉终于心，故心脉起于心中，心附脊第五椎，出属心系。心系有二，一则上与肺通，入肺两大叶间；一则由肺系而下，曲折向后并脊里，细络相连，贯通五脏，系从心系下膈络小肠。其支者从心系上挟咽，故心病嗌干；系目，故心病目黄。其直者复从心系上肺出腋下，循臑内后廉，下肘，循臂内后廉，抵掌后兑骨之端，入掌内后廉，循小指出其端。故心病臑臂痛，掌中热。诊脉如六菽之重，浮于六菽者，小肠脉也。按之与血脉相得曰洪，稍稍加力脉道觉粗曰大，又稍加力脉道阔软曰散，此平脉也。若飞急病太过，如水中浮萍动病不及，沉濡而滑水来克火，是为贼邪，然汗通则肾水平，火不受水贼矣。单沉主中寒，心气刺痛；单濡烦躁冷汗；单滑主心热，上焦满，痰壅吐逆渴；浮短涩乃肺脉，为微邪，火金相合，火来克金，金虚则木盛，主风热。又心浮头旋目暗，心涩精血俱败，胸痹心痛；弦则病因肝木而致，为病虚邪。火中有木，木能御土，无土则水至，又木挟火而欲侮金，金木交战于胸中，能致胸中急痛。若脉紧亦自作痛，缓大乃脾之本形，为实邪。火中有土，水不能制火，是谓子能制鬼。然火邪愈甚，热极生风，能令舌不活动，心中惊惕。又有正邪，曰芤曰数，皆属火。芤主血凝不流，心脉芤，积血在胸中，气上则吐衄，气陷则痢。数为邪热太过，数甚能令舌生风而唇破裂，狂言目见鬼神。心之积名曰伏梁，起脐上，大如臂，上至心下，以秋庚辛日得之，盖肾邪传心，心当传肺，肺旺不受邪，心复欲返肾，肾不受故留结为积。心脏有余梦见忧惊怪异之事，心脏不足梦烟火光明，若心绝而真脏脉见，坚而搏，如循薏苡子，累累然如转豆。脉又前曲后踞，如操带钩，前曲者轻取则坚强不柔，后踞者重取则牢实不动，全失冲和之气。其见于外者，发必焦枯，面黧黑，掌肿无文。壬日笃，癸日死，死于亥子时。心之大略如此。

小肠脉

手太阳小肠为受盛之官，承奉胃司，受糟粕化物而传入大肠，故化物出焉。与心为表里，属南方丙火，用与性情等皆不外乎心，脉受心交，心脉终于小指。小肠脉即起于小指之端，循手外侧上腕出踝中，腕下兑骨为踝，直上循臂骨下廉，出肘内侧两筋之间，上循臑外后廉，故臑肘臂痛，属小肠。出肩解臂上两角为绕肩髀，肩解下成片骨为肩解，交肩上，入缺盆，故小肠病，肩似拔而痛，络心循咽为嗌痛，下膈抵胃属小肠。其支者从缺盆循颈上颊为颈肿，不可以顾，又为颊肿，至目锐眦入耳中，故为目黄，为耳聋。其支者别颊上䪼，目下曰䪼，抵鼻至目内眦出，目内角曰内眦，外角为曰锐眦。小肠之大略如此。

十辨脾胃脉

足太阴脾经仓廪之官，五味出焉。居右手关上，与足阳明胃经为表里，脾脏胃腑。言其体属中央己土，言其用己化物为水谷之海。胃戊化火，火热土湿，其气相通，推磨万物，变化糟粕，其华在唇四白，其窍通于口，故脾和则口知五味。又上朝肺金，下按命门，心主血，肝藏血，脾则裹血，藉胃气运入命门，男子化而为精，女子盈而为月事。由是播敷各脏，长养骨髓，荣于一身肌肉肥泽，故又曰脾主肌肉。脾藏意智，能思记曰意智，血气之主持也，故又曰谏议出焉。言其性情之杂著，脾主味，自入为甘，其传于五脏者亦各自有味。其为各脏所传者：肺主声入脾为歌，心主臭入脾为香，肝主色入脾为黄，肾主液入脾为涎。其为六淫所中：湿病必起于脾，如五泄皆湿也。其为七情所害：思虑则意舍不宁土气凝结，肝木乘之。其有不内外因而病者，饮食劳倦则伤脾也。大抵土爱暖，热则伤胃，寒则伤脾，不寒不热，则脾胃和平。脾脉受胃之交，胃脉终于足大指，脾脉即起于足大指之端，故脾病为足大指不能举用。循指内侧白肉际，过核骨后即孤拐骨也，上内踝前廉，循胫骨上膝股内前廉入腹，属脾络胃。故强立，膝股内肿，腹胀呕食溏泄，胃脘痛，客寒于胃为善噫，皆脾病。从胃上膈挟咽，连舌本，散舌下，为舌本强。其支者，复从胃别上膈注心中。诊脉如九菽之重，浮于九菽者胃脉也。按至肌肉，阿阿缓漫，如微风轻展柳梢之状曰缓。次稍加力，脉道敦实曰大，此平脉也。弦紧则肝脉见于脾部，木来克土为贼邪，主疼痛；然土衰则木失培养，亦主筋拘急而作呕逆。若沉濡而滑，为微邪，沉主积冷，气块忧结，中满吞酸；濡则中脘冷痛；滑则脾家热，主风寒久停，渐成霍乱。实而洪，心火相乘，为虚邪，土中有火，火能化物，消中而脾胃皆虚，或口干，或翻胃；太实主心痛。芤则血在中焦，主大肠成痈。浮涩属金为实邪，浮主风热，热则金不能克木，木来克土，金乃有病之子，不能顾母，主胃中空虚，肢体胀满；涩则损食，气痞上逆。又有正邪，缓者脾脉，缓甚则病痿厥。若三部皆缓，土能制水，水衰则火必独炎，亦主脾胃热，口臭翻胃，齿肉浮肿，心力损少。脾之积曰痞，气在胃脘，覆大如盘，以冬壬癸日得之。盖肝邪传脾，脾当传肾，肾旺不受邪，脾复欲还肝，肝不受故留结为积。脾气实梦歌欢乐，虚则梦争饮食，若脾绝而真藏脉见，如雀之啄，筋肉间连三五下，且坚且锐，忽来顿去，良久复来。如屋之漏，筋肉间良久一滴，溅起无力。如釜之沸，皮肤间有出无入，涌涌如羹之上沸。其见于形者，鱼口涎不收，唇青，反人中满。甲日笃，乙日死，死于寅卯时。脾之大略如此。

胃　脉

足阳明胃经与脾为表里，上通咽喉，胃下口即小肠上口，属中央戊土，戊化火，故土性爱暖，热则伤胃，但忌寒耳。主行气，故谷入胃，脉道乃行。其用与性情等俱不外乎脾脉。受手阳明大肠之交，大肠脉终于鼻孔，胃脉即起于鼻之两旁，上行左右相交频，颏即山根也，故䪼䪼皆胃病。下循鼻外，上入齿中，还出挟口环唇，下交承浆，唇下陷中曰承浆，循颐后下廉上耳前，循发际至颊颅，故齿痛口喝唇胗额颅痛皆胃病。其支者从耳后下颈，循喉咙，入缺盆，下膈属胃络脾，故胃病主颈肿喉痹。其直者从缺盆下乳内廉，下挟脐，入气街中。其支者起胃口下循腹里至气街，与前之入气街者合，故胃邪盛，身以前皆热，又主大腹水肿膺乳气街俱痛。由气街下髀关抵伏兔，股外为髀，髀前膝上起肉处为伏兔，后为髀关，即股内也，下膝膑中，循胫外廉，下足跗，入足中指内间，挟膝解中为膑，足面为跗，股膝足胫痛皆胃病。其支者别跗上，入大指间出其端。胃实则热，热则恶火，四肢者诸阳之本，阳盛则四肢实，实则能登高而歌，弃衣而走。又火盛与水相激，为奔响腹胀。胃虚则寒栗鼓颔，善呻恶人，喜闭户处，闻木音则惊，颜则黑，且数数而欠。胃之大略如此。

十一辨肝胆脉

足厥阴肝经名曰将军，居左手关上，与足少阳胆经为表里，肝脏胆腑。言其体属东方乙木，言其用心主血肝藏之，故肝为血海，其候在目，肝和则目辨五色，其华在爪，其充在筋，爪与筋皆血所养也。肝又藏魂，从神往来谓之魂，精气之辅弼也，谋虑于是乎出。言其性情之杂著，肝主色自入为青，其传于五脏者亦各自有色，其为各脏所传者：肺主声入肝为呼，心主臭入肝为臊，脾主味入肝为酸，肾主液入肝为泪。其为六淫所中：诸风病皆始于肝，故肝所发病必头目眩、胁痛、肢满、手足青。其为七情所害：肝气虚则恐，实则怒，怒则魂门驰张，木气奋激，肺金乘之，故曰怒气伤肝。其有不内外因而病者：疲剧筋痛肝气不调也。肝脉受胆脉之交，胆脉终于足大指三毛，肝脉即起足大指丛毛之际，上循足跗去内踝一寸，即螺蛳骨，上踝八寸，上腘内廉，即曲膝腕中，循股入阴毛中，过阴器，抵小腹，故肝病为㿉疝、狐疝、少腹痛、遗溺、闭癃诸病。从小腹挟胃属肝络胆，上贯膈，布胁肋，故肝病胁胁腰痛不可俯仰。从胁肋循喉咙之后，上入颃颡。颃，胫也；颡，额也；连目系，目内廉深处为目系，上出额与督脉会于巅。其支者从目系下颊里，环唇内。其支者复从肝别贯膈上注肺，故肺脉从中焦起。诊脉如十二菽之重。浮于十二菽者胆脉也。重按至筋脉如筝弦相似曰弦，次稍加力脉道迢递为长，此其平脉也。少见筋急，其脉必紧。若见肺脉，金来克木为贼邪。然二者皆阳，阳之性热，金畏热，金反虚而木反盛，木来乘金则为空虚。浮而数，风热入肝经，目昏眼泪筋痿。浮而促，心腹胀满。涩则肝虚不能藏血，肋胀身痛目昏。缓大则微邪，不治自退。沉濡而滑，肾邪相干是为虚邪，沉则引寒入胃，主血冷癖满，沉而坚实致痃癖之疾；沉而虚弱，肝家虚乏；濡至受湿冷雾露之气，精枯筋痿；滑则肝家有热，头旋目暗筋急。洪大属火，为实邪，风热侵胃中焦，烦闷目赤左瘫，盗汗呕吐。芤则血不归宗，主吐血，血不养筋主瘫缓，不能含血养目，主眼暗。又木火相合，木挟火而侮金，主肠痈。又有正邪，弦为本脉，亦不可过，如新上弓弦而急者，为太过，病为在外，令人常怒，忽忽眩冒，癫疾。如筝弦解落为不及，胸胁痛引背下，则两胁胠满。弦脉见于三部乃肝气有余，主目痛，又主恚逆满胸。若溢关上，涌出寸口，乃木盛生风，主目眩头重筋疼。肝之积名曰肥气，状如覆杯，在左胁下，突出如肉肥盛之状，以季夏戊己日得之。盖肺邪传肝，肝当传脾，脾旺不受传，肝复欲还肺，肺不受故留结为积。肝气实梦山林树木，虚则梦细草。若肝绝而真脏脉见，中外急如循刀刃，责责然见于外者，睹物而不能转睛曰直视，又手足爪甲皆青黑，卵筋缩，舌卷，盖筋聚于阴器，而脉络于舌本故也。庚日笃，辛日死，死于申酉时。肝之大略如此。

胆　脉

足少阳胆经为清净之府，官中正，主决断，与肝为表里，属东方甲木，用与性情等皆不外乎肝，而惊则伤。胆脉受三焦之交，三焦脉终于目锐眦，胆脉即起于目锐眦，病则目锐眦痛。上抵头角主头角痛。下耳后循颈至肩，上入缺盆。其支者从耳后，入耳中，出耳前，至目锐眦后。其支者别锐眦，抵于颐，下颈合缺盆，故颊颔耳后痛，颈缺盆肿痛，皆属胆。从是下胸中，贯膈，络肝属胆，循胁里，出气街，绕毛际，横入髀枢中。其直者从缺盆下腋，循胸过季胁，下合髀枢中，故心胁肋髀痛，不能转侧，颈项腋胁生疮，为马刀侠瘿皆属胆。下循髀阳，出膝外廉，下外辅骨之前，直下抵外踝以上，绝骨之端，下出外踝之前，循足跗上，入小指次指之间。其支者别足跗上，循大指本节之后，岐骨内出其端，还贯爪甲，出爪甲后三毛，故胆病胫膝至外踝及大指诸节皆痛。又胆汁味苦，为口苦。胆气不舒为善太息。少阳气郁为面有尘气，体无膏泽。少阳有火为汗出。胆之大略如此。

十二辨肾膀胱脉

足少阴肾经居左手尺部，与足太阳膀胱为表里，肾脏膀胱腑。言其体属北方癸水，盖人之有肾如树之有根，枝叶虽枯槁，本立将自生，故上部无脉，下部有脉，虽困无能为害。言其用肾纳气又藏志，存神守精谓之志，专一而不移，故曰作强之官，伎巧于是乎出。其窍通于耳，肾和则耳辨五音。言其性情之杂著，肾主液自入为唾，故肾损唾中有血。其传于五脏者亦各自有液。其为各脏所传者：肺主声入肾为呻，心主臭入肾为腐，脾主味入肾为咸，肝主色入肾为黑。其为六淫所中：寒疾皆依于肾而兼恶湿，如久坐湿地，或带汗入水，肾受伤矣。其为七情所害：恐则志窒不遂，水气旋怯，脾土乘之。其有不内外因而病者：劳役阴阳每伤肾也。脉受足太阳之交，膀胱终于足小指，肾脉即起于足小指之下，斜趋足心，故肾病为足下热而痛。循内踝之后，别入跟中，上腨内，出腘内廉，上股内后廉，贯脊属肾络膀胱，故病先发于肾者，必腰脊痛胫酸。其直者从肾上贯肝膈，入肺中，故肾病主咳。循喉咙挟舌本，故为舌干嗌干咽肿。其支者从肺出，络心注胸中，故为烦心为心痛。诊脉如十五菽之重，浮于十五菽者膀胱脉也。按之与骨相得曰沉，故伤肾骨瘦如柴。次重按之，脉道无力为濡，举止流利为滑，此平脉也。若缓漫则土来克水为贼邪，腰间凝滞，膀胱壅塞，阴痿脚胫重。洪则属火，为微邪，盗汗发渴，小便赤涩，脚作酸疼，此乃肾虚，小便血，女人血淋血崩为患。浮属金，为虚邪，金水相合，母令子虚，子虚则水衰，水衰则火盛而侮金，金无所恃，致风入肺，虚喘耳鸣，膀胱热涩则主伤精。弦从肝，为实邪，风寒在下焦，头旋腰痛筋疼。浮紧应耳聋。又有正邪，滑者，肾脉滑而实，如土丸之坠而急甚，茎中痛，小便闭，如小豆在潮而无力，主肾虚。沉者，阴脉，沉见三部，肾脏寒，皮燥，毛干，津液少而喜饮，或水溢于上而多唾。肾之积名曰奔豚，发于小腹上至心下，如豚状，上下无时，以夏丙丁日得之。盖脾邪传肾，肾当传心，心旺不受邪，肾复欲还脾，脾不受故留结为积。肾实则梦腰有所系，虚则梦溺水或梦鬼神，若肾绝而真脏脉见，按之如乱丸，如弹石，如解索。其见于外者，肾邪浸淫，各脏黑色，见于耳目口鼻，至舌黑必死，或项筋舒展，瞳人反背，遗尿不禁。戊日笃，己日死，死于辰戌丑未时。肾之大略如此。

膀胱脉

足太阳膀胱在肾之下，大肠之侧，上系小肠，下连前阴，为州都之官，精液藏焉，气化则能出，与肾为表里，属北方壬水，用与性情等俱不外乎肾。脉受手太阳小肠之交，故小肠脉终目内眦，膀胱即起目内眦，病为目似脱，或目黄泪出。上额交巅，其支者从巅至耳上角。其直者从巅入络脑，故病为邪气冲头而痛。还出别下项，故项似拔。循肩膊，内挟脊，抵腰中，入循膂，络肾属膀胱，故病腰似拔。其支者从腰下贯臀，入腘中，故病痔，腘似结。其支者从膊内，在右别下贯胛，挟脊内，过髀枢，循髀外，从后廉下合腘中，贯腨内，出外踝之后，循京骨至小指外侧，故病髀不可以曲，腨似裂，足小指不能举用。又凡病背膂筋痛小便闭，即知其发于膀胱。膀胱之大略如此。

十三辨心胞络三焦脉

手厥阴心胞络名手心主，手心主者手少阴心经之主也。心者五脏六腑之大主，精神所舍，其脏坚固，邪勿能客，客之则心伤，心伤则神去，神去则死。故诸邪之在心者，皆在于络胞。有裹心之膜包于心外，相君用事，为心主之。脉居右手尺部，与手少阳三焦为表里，胞络脏三焦腑，此《内经》之说，断断不诬，即灵兰秘典：问十二经相使贵贱，有曰膻中者，臣使之官，而不及心胞，则似膻中与三焦为腑脏。至其所云喜怒出焉者与心主之性相合，则意主宣教膻中奉令，言膻中即言心胞也。其命门一说，穴在两肾之中，即彼太极图中之白圈是也。水火两蕴，为真阴真阳所自出，初未尝有左右之分，越人始分之，亦不言其为相火之脏。叔和立说方以三焦命门为表里，然亦不可谓无深意。且以五行之理言之，如在地有木火土金水之五行，在天则有风热湿燥寒火之六气，人肖天地，其脏腑之具于身者，与天地造化生成之理若合符节。是故在天为风，在地为木，在人脏腑为肝，为胆；在天为热，在地为火，在人脏腑为心，为小肠；在天为湿，在地为土，在人脏腑为脾，为胃；在天为燥，在地为金，在人脏腑为肺，为大肠；在天为寒，在地为水，在人脏腑为肾，为膀胱；五者之外，又有相火游行于天地上下气交之中，故合为五运六气。人为之相火亦游行腔子之内，上下肓膜之间。丹溪云：天非此火不能生物，人非此火不能有生。肾属阴，主乎静，静则阳寓乎其中。阳既孕矣，其能纯乎静而无生气之动欤。若经所谓肾主水，受五脏六腑之精而藏之，是阳归之阴而成孕者也。又谓肾为作强之官，伎巧出焉，是阳出之阴而化生者也。是故肾为一脏，配五行而言则属之水，以其两肾之中左右各有一小窍，右为阳为火为气，乃三焦所禀；左为阴为水为血，乃真阴所禀命。于是左肾之阴水生肝木，肝木生心火；右肾之阳火生脾土，脾土生肺金。其四脏之于肾，犹枝叶之出于根也。由是言之命门虽为水脏，实为相火所寓之地，相火无定体，在上则寄于肝胆胞络之间，发则如龙火飞跃于霄汉，而为雷霆也。在下则寓于两肾之内，发则如龙火鼓舞于湖海，而为波涛也。命门静而阖，涵养乎一阴之真水；动而开，鼓舞乎龙雷之相火。水者常也，火者变也，为阴中养阳之候。故男子以藏精，女子以系胞胎。而其不即于左尺见，而必于右尺见者，盖右尺、胞络、三焦，俱属相火，譬如造物用者，作处不如聚处，右尺乃相火聚处，故命门火专于右尺候之。其体即属相火，相火盛衰于此决。言其用心胞为血之母，窍则通于喉，性情则不外乎肾。其为六淫所中：暑则伤胞。其为七情所害：悲则伤胞。其有不内外因而病者：房帏任意，伤胞络也。脉受足少阴之交，故肾脉终于胸中，胞络脉即起于胸中，出属心胞络，下膈历络三焦，故病为心中憺憺动，为烦心，为心痛，心赤色为面赤。其支者循胸中出胁，上抵腋下，循臑内，入肘下臂，入掌中，循中指出其端。故病为胸胁支满，为腋肿，为臂肘挛急。其支者别掌中，循无名指出其端。诊法同肾。若命门败，水浸淫而贼火之气，金克木而伐火之源。真脏脉见，为鱼翔在皮肤间，本不动，末强摇；如鱼在水中，身首帖然，尾独悠飚之状；又为虾游在皮肤间，始则冉冉不动，少焉瞥然而去，久之倏尔复来；又为虾戏，一呼一吸，动之击指。其见于外者，面黑目白。心胞绝，掌内无文。胞络之大略如此。

三焦脉

手少阳三焦有上中下之名，或欲以上焦附寸，中焦附关，下焦附尺。依经言上者上之，下者下之之说，果执是说则如伯仁所言，大小肠宜见于尺，不宜见于寸，揆之经脉授受之次有是理哉。大概心胞在膈上，命门在膈下，三焦俱不相失而相应。上焦寄位两乳之间，名曰膻中；中焦在胃中脘，即脐之右旁；下焦在脐下膀胱上口。故自膻中以迄脐下三寸皆为气海，有脂膜在腔子内包罗乎。五脏六腑之外，合之胞络共成六脏六腑，为十二经。而或言腑止有五者，以三焦有名无状，不名正腑，腑属膀胱也。而或言脏亦止五者，以命门与肾二而一不及心胞也。然或言五腑六脏，或言五脏六腑，则六脏六腑之名不能灭，又何疑于手少阳之为三焦，手厥阴之为胞络也哉。其体亦属相火，言其用三焦为气之父，盖肾间气动，人之生命，十二经之根本。三焦者，原气之别使也。主通行三气，经历于五脏十二经。故曰禀肾间动气以资始，藉胃中谷气以资生，为决渎之官，水道出焉，合胞络为用，宣流气血，分别清浊，运导营卫，上升下降，各得其所。脉受胞络之交，故胞络脉终于第四指，三焦脉即起于无名指之端，循手腕，出臂外两骨之间，上贯肘，循臑外，上肩，故肩肘臑臂痛皆三焦病。入缺盆，布膻中，散络心胞，下膈属三焦，故病为嗌干，为喉痹。其支者从膻中入缺盆，上项，系耳后，直上出耳上角，下颊至项。其支者从耳后，入耳中耳前，出走耳前交颊至目锐眦，故三焦病耳后痛、耳聋、颊肿、目锐眦痛。三焦之大略如此。

《新刊诊脉三十二辨》卷中终

新刊诊脉三十二辨　卷下

侗人管玉衡辨辑

海昌祝怀萱绍钧录存

绍兴裘吉生庆元校刊

十四辨人迎气口脉

医宗曰：关前一分，人命之主，左为人迎，右为气口。关前一分者，寸关尺各有三部，共得九分。今曰关前一分，仍在关上，但在前之一分耳。故左为人迎辨外因之风，以左关乃肝胆脉，肝为风脏，故曰人迎紧盛伤于风。右为气口辨内因之食，以右关乃脾胃脉，胃为水谷之海，脾为仓廪之官，故曰气口紧盛伤于食。勿以外因兼求六气，勿以内因兼求七情也。或以前一分为寸上，岂有左寸之心可以辨风，右寸之肺可以辨食乎。

十五辨男女脉异

男子寸脉常盛，尺脉常弱，弱者少肾虚，火旺反多盛也。女子寸脉常弱，尺脉常盛，盛者少阳盛，阴虚反多弱也。又男子之脉左大为顺，女子之脉右大为顺。

十六辨老少脉异

老弱之人脉宜缓弱，过旺者病；少壮之人脉宜充实，过弱者病。山甫以为犹有说焉，老者脉旺而非躁，此天禀之厚，引年之叟也，名曰寿脉。若脉躁疾，有表无里，其死近矣。壮者脉细而和缓，三部平等，此天禀之静，清逸之士也，名曰阴脉。若脉来细而劲直，前后不等，可与决死期矣。

十七辨肥瘦脉异

瘦人脉健，肥人脉沉。瘦人多火，故脉健；肥人多湿，故脉沉。若瘦人火盛极则脉亦沉，治难见效。

十八辨方宜脉

中原之地，四时异气，居民之脉，亦因时异。春弦夏洪，秋毛冬石，脉与时违，皆名曰病。东夷之地，四时皆春，其气暄和，民脉多缓；南夷之地，四时皆夏，其气蒸炎，民脉多大；西夷之地，四时皆秋，其气清肃，民脉多劲；北夷之地，四时皆冬，其气凛冽，民脉多石；东南卑湿，其脉软缓；居于南巅，亦西北也，西北高燥，其脉刚劲；居于污泽，亦东南也，南人北脉，所禀必刚；北人南脉，所禀必柔。东西不同，可以类剖。

十九辨候胃气脉法

胃为水谷之海，资生之本也。故曰有胃气则生，无胃气则死。胃脉六部皆有，盖六部皆有浮中沉，中即胃脉也。此处分别甚难，即于足阳明候之，使其脉中和，无过不及。急疾则为无胃气。丹溪更有候胃气法，谓男子以气成胎，则气为之主；女子挟血成胎，则血为之主。男人久病右脉克于左者，有胃气也，病虽重可治。女人久病左脉克于右者，有胃气也，病虽重可治。反此者，虚之甚也。更有跌阳亦胃气脉，在足跗上五寸，骨间动脉冲阳者是。病重切其旺衰，以决死生。

二十辨虚实子母

看脉先辨虚实，滑利力薄无神则为虚，涩滞力厚有神则为实。实则损之，一定之法，又必损其子；若母令有余之势，易杀虚者益之，必然之理，又必益其子；若母令不足之势，易培子，母亦有虚实。如某脉病，母脉虚，急补母，庶本脉可得母养，亦必兼补本脉之子，令彼无所泄。某脉病，子脉虚，急补子，庶本脉不为子累，又宜兼补本脉之母，令彼有所资。又贼脉不宜盛，贼盛必乘邪淫来胜本脉，法当培本脉，伐贼脉，又急益贼之鬼，令其制贼，损贼之母，俾其无靠，贼之母即本脉之妻也。此皆生克之理之最微者，不识此不能治病。

二十一辨有脉无脉

经云：上部有脉，下部无脉，其人当吐，不吐则死。观当吐二字，便知胸中有物，填塞至阴，抑遏肝气，而绝升生之化也。故吐之则愈，不吐则暴死。若使其人胸中无物可吐，此阴绝于下也。非死症，而何经又云：下部有脉，上部无脉，虽困无能为害。此虽至理，亦不可执。上不至关为阳绝，况无脉乎，明者可以悟矣。若覆病人之手而脉出者，此运气不应之脉，非无脉也。论在运气脉中。

二十二辨脉不见

凡诊三部浮沉，脉不见，即当以神气形色相参，委曲求之。如形色神气不愈，脉则若有若无而未脱，此为邪气伏藏；若形色神气已愈，此乃天真绝矣。

二十三辨脉无根

经云：诸浮脉无根者皆死，是有表无里谓之孤阳。造化所以亘古不息者，一阴一阳互为其根。阴既绝矣，阳岂独存乎？人身之气血亦然。

二十四辨内外宜细分

外入之病，左脉大于右，寸脉盛于尺，常也。然风寒暑湿则然，如劳役饮食跌扑，虽为外入，亦属内伤，故右手气口大于人迎。劳役伤者两寸俱虚，饮食伤者右关微盛，跌扑伤者气血皆滞，脉弦涩滑，伤左左不和，伤右右不和。内出之病，如喜怒忧思悲恐惊，则右脉大于左。营气病脉弦小而数，卫气病脉滑大而数，荣病尺盛于寸，卫病寸盛于尺。又外入之病见阳脉为易治，内出之病见阴脉为可治，反者，不救。

二十五辨表里不可执

脉浮病在表，脉沉病在里，此表里之纲领。亦有见表症，其脉不浮，见于肌肉之间，按之不足，轻举有余，如波汹之状，泛上而急，亦表也。有见里症，其脉不沉，见于肌肉之间，举之不足，按之有余，如漫流之水，沉静不急，亦里也。

又寸盛亦主表，尺盛亦主里，如此方尽表里之义。

二十六辨寒热有真假

辨寒热以迟数二脉为本，此一定之法。如热症见数脉，按之不鼓，觉滑利而虚，乃虚火游行于外，非真热，乃假热，当作元气不足治，若诊而实，方为真热。寒症见迟脉，诊之鼓击涩滞而实，是实火伏匿于内，非真寒，乃假寒，当作邪气有余治，若诊而寒方为真寒。真假不差，投药方效。

二十七辨脉有亢制

经云：亢则害，承乃制，此言太过之害也。亢者过于上而不能下，承者受也。亢极则反受制也。如火本克金，克之太过，则为亢。金之子为水，可以制火，乘火之虚，来复母仇，而火反受其制矣。在脉有之，阳实者脉必洪大，至其极也，脉反匿伏，阳极似阴也。阴虚者脉必细微，至其极也，脉反躁疾，阴极似阳也。凡过极者反兼胜己之化，是皆阴阳亢制之理，惟明者知之。

二十八辨风食气脉

伤寒中风虚损疟痢等病，人不常有。其朝夕失调，动辄得之，无过风食气。三者最宜辨晰：男女左关洪为感风，肝脉沉伏亦感风，以风邪外束，故沉伏也。亦有中气不清，肝脉如不动者，血少也。男女右关短为伤食，脾脉沉伏亦伤食，以脾虚食压不能动也，亦有脾家湿而脉伏者；又脉沉食轻，脉短食重，此风与食之辨也。如肝脉浮洪甚，脾脉略浮短，谓肝脉盛于脾，先得风而后得食也。脾脉洪短甚，肝脉略浮洪，谓脾脉盛于肝，先得食而后得风也。若肝脉如不动，脾脉或短，或洪盛，或二关俱洪，皆风食。惟肝脉伏，脾脉亦伏，余脉又无力，是为中气不清，胸中如云雾。然中气不清，由脾胃不好致之，须清中气兼补脾。或余脉有力，咬牙作难过之声，又是风食症。如肺脉洪，脾脉伏与短，必气食相感，主大便不通，肺伏亦然。肝脉洪亦有感气者，然肺感轻，肝感重。凡病肝脉洪者多感风也。惟肝脉细而不续，胸中有时迷闷，有时清爽，此气郁也。

二十九辨关格脉

凡阴气太盛，阳气不得相营曰关；阳气太盛，阴气不得相营曰格。阳气不能营于阴，阴脉上出而溢于鱼际，为外关内格。外关内格者乃阴脉乘阳，阳外闭而不下，阴内出以格拒之也。其为病外热，液汗不通，内寒，胸满吐食。阴气不能营于阳，阳脉下陷，而覆于尺部，为内关外格。内关外格者乃阳脉乘阴，阴内闭而不上，阳从外入以格拒之也。其为病内热，大小便闭，外寒，手足厥冷。其脉有阴阳相乘，有复有溢，皆于此会。

三十辨从脉不从症

《脉语》曰：表症汗之常也。病发热，头痛，脉反沉，仲景急救其里，用四逆汤，此从脉之沉也。里症下之常也。日晡发热，属阳明，脉浮虚宜发汗，此从脉之浮也。结胸证具，常以大小陷胸汤下之矣。脉若浮大，不可下，下之即死，是宜从脉而治其表也。身疼痛常以桂枝麻黄汗之矣，尺中迟不可汗，以荣气不足血少故也。是宜从脉，而调其荣矣。此皆从脉不从症也。世有问症而忽脉者，得非仲景之罪人乎。

三十一辨从症不从脉

《脉语》曰：脉浮为表，汗之常也，亦有宜下者，脉浮大心下硬也。脉沉为里，下之常也，亦有宜汗者，少阴病始得之反发热，麻黄附子细辛汤微汗之是也。脉促阳盛常用葛根芩连清之矣，若脉促厥冷为虚脱，非灸非温不可，此又非促为阳盛之脉也。脉迟阴寒常用干姜附子温之矣，若阳明脉迟不恶寒，身体濈濈汗出，则用大承气，此又非诸迟为寒之脉矣。是皆从症不从脉也。世有切脉而不问症者，其失可胜言哉。

三十二辨形气宜合脉

脉为人之本，形乃人之标，标本宜相应，故形盛脉大为顺，脉小为逆；形瘦脉小为顺，脉大为逆。暴病有余，形盛脉洪实为顺，脉微而虚为逆；久病不足形瘦迟缓为顺，脉数而实为逆。经云：形盛脉细，少气不足息者危；形瘦脉大，胸中多气者死。信然。

《新刊诊脉三十二辨》卷下终